파킨슨병과 **B1** 요법

Daphne Bryan PhD

영어 번역가
제니 조

목차 페이지

나는 이 책을 안토니오 코스탄티니 의사에게 바치고 싶습니다. 그의 고용량의 티아민을 사용하는 프로토콜은 수천 명에게 도움이 되었습니다. 그는 지칠 줄 모르고 금전적 보상없이 전 세계의 파킨슨 병 환자들과 연락을 주고받으며, 그가 발견한 티아민의 효능을 그들이 얻을 수 있도록 도왔습니다. 그는 참으로 영감 있는 의사였고 모든 환자들에게 관대한 사람이었습니다

이 책의 판매로 인한 모든 수익금은 파킨슨병 과 B1 에 대한 향후 연구를 위한 기금이 모금되는 https://www.gofundme.com/f/high-dose-thiamine-protocol 에 사용됩니다.

머리말

최근 연구에 따르면, 전 세계적으로 6oo만 명이 넘는 사람들이 파킨슨병으로 고통받고 있습니다[1]. 운동 및 비 운동 특성의 증상은 자신과 사랑하는 사람의 삶에 영향을 미치며 현재까지 이 질병에 대한 실제 완치법은 없습니다.

2o1o년 신경과 전문의 코스탄티니 의사를 만났을 때 나는 로마에 있는 유엔 식량농업기구(FAO)에서 막 경력을 시작할 때였습니다. 나는 이탈리아에 있는 작은 마을인 비테르보에서 살면서 매일 기차로 UN으로 통근하고 있었습니다. 코스탄티니 의사는 발견을 했지만 그의 연구 수준을 높이고 동료 심사를 거친 의학 저널에 게재하기 위해서는 지원이 필요했습니다. 여느 과학자와 마찬가지로 나는 당연히 그의 초기 발견에 호기심이 있었지만, 나 자신이 의사가 아니었기 때문에 특히 그의 연구 노력에 합류한다는 것은 조심스러웠습니다. 하지만 그의 첫 환자를 직접 만났을 때 나는 즉시 매료되었습니다. 경험이 없고 자격이 없는 나의 눈조차도 고용량 티아민 프로토콜의 결과로 이 환자에게 발생한 변화를 무시할 수 없었습니다. 마

찬가지로, 내 마음, 무엇보다도 내 양심은 이 치료법을 수백만 명의 환자에게 제공하여 그 중 극히 일부라도 그 날 내 앞에 있던 사람처럼 혜택을 받을 수 있는 잠재력을 무시할 수 없었습니다. 그 순간 이후로, 안토니오 코스탄티니 의사가 고용량 티아민과 그 효과에 대한 자신의 이론을 설명했을 때, 티아민으로 가능하다는 것의 발견은 어떤 일이 있어도 우리의 모든 관심을 필요로 한다는 것이 분명해졌습니다.

그 후 8년 정도는 원고나 수정본을 제 시간에 제출하기 위해 노트북 앞에서 격렬한 마라톤의 회오리바람 이 일었고, 동료 심사 기사, 환자의 증상 평가 척도가 있는 데이터시트, 그리고 많은 구식 의학 서적 더미에 둘러 쌓였습니다. 그 과정에서 우리는 모든 대륙에서 온 수천 명의 환자들과 교류했으며, 이들 모두는 도움을 찾고 치료를 시도하고 자신의 경험을 공유할 준비가 되어 있었습니다. 우리는 우리가 이 연구의 선구자라는 것을 빨리 깨달았고, 기꺼이 우리를 지원하기로 결정한 환자들과 함께 상호 공통 목표로 결속된 팀으로써 고용량 티아민 요법이 파킨슨병의 증상에서 다른 사람들을 어느 정도 완화시킬 수 있는지 알아보고 이것이 파킨슨병을 더 잘 이해하는 데 어떻게 도움이 될 수 있는지 조사하여 요법이 아닌 실제 완치법을 얻기 위해 우리와 함께 일했습니다.

우리의 소규모 과학자 그룹은 초기 연구 결과를 검증하는 데 필요한 황금 표준 임상 시험을 수행할 재정적, 인적 자원이 매우 제한되어 있었으며, 사례 보고서만 관리할 수 있었습니다. 환자 수가 증가함에 따라 우리와 팀을 이뤄 연구에 협력해 줄 의사와 신경과전문의의 수도 증가하기를 바랬고, 이를 통해 우리가 추구하는 연구에 진전 있는 기회가 되었으면 하고 바랐습니다. 하지만 안타깝게도 우리의 희망은 이루어 지지 않았고 오직 한 신경과 전문의 로베르토 판셀루 의사만이 그의 환자 중 한 명의 설명할 수 없는 개선에 대한 관찰을 기반으로 우리 팀에 합류했습니다.

우리는 판셀루 의사와 함께 출판물을 늘리고 국내 및 국제 회의에 참여하여 우리의 연구를 발표하고 과학계의 지원을 요청했습니다. 우리의 연구발표는 항상 호평을 받았고, 악수와 축하도 받았지만, 신경과학계에서의 협력정신이 연구의 성공과 개인적 확고함을 위해 치열한 경쟁에 맞서기에는 깃털처럼 가볍다는 것을 알게되었습니다. 우리는 스스로 이 문제를 극복할 방법을 찾아야 했습니다.

다시 한번, 이탈리아 지방에서 온 소수의 우리들에게 감당할 수 없는 어려움이 있었지만 미국에서 온 파킨슨병 환자들의 귀중한 기여로 우리는 2019년 마이클 제이 폭스 설립에 접근했고 이듬해 2상 임상 시험을 위한 자금 조달 제안서를 제출했습니다. 우리의 노력은 놀라웠지만 두 번째이자 마지막 평가 단계를 통과하기에는 충분하지 않았는데, 이는 잠재적 바이오마커 연구를 통해 가설을 뒷받침할 수 있는 인프라가 부족했기 때문입니다. 적어도 그렇게 평결이 내려졌습니다.

코스탄티니 의사는 2020년 5월에 세상을 떠났고, 그의 지도력과 채워지지 않는 공허함을 남겼습니다. 비록 그의 상실로 타격을 입었지만, 우리는 그의 업적을 이어 그가 발견한 잠재력에 대한 관심을 세상에 알릴 것입니다. 신뢰할 수 있는 자발적 기부 채널을 통해 기금을 모으는 고펀드미 캠페인을 시작으로 우리의 일을 전파하고 그의 업적을 널리 알리고 전문성을 강화하기 위해 고용량 티아민 재단을 만들었습니다. 이 모든 것은 여전히 의학적인 조언을 구하는 환자들을 지원하기 위해 최선을 다하고 있습니다.

마지막으로, 다프네 브라이언께서 책을 쓰겠다는 좋은 아이디어를 편지로 제안했고, 우리는 이 책의 제작에 기여할 수 있어서 기뻤습니다. 이 책은 파킨슨병에 걸린 수많은 남성과 여성들이 고용양 티아민 요법 덕분에 위안을 얻을 수 있도록 돕는 중요한 보급 보조 자료입니다. 우리의 목표는 과학계의 비판, 회의론 및 지원 부족에도 불구하고 여전히 파킨슨병 환자의 증상 조절에 대한 고용량 티아민의 효과에 대한 이중 맹검, 위약 대조 임상 실험을 수행하는 것입니다.

아울러 개척자들이 고용양 티아민 요법 커뮤니티를 만드는 데 기여한 여러 환자와 친구들의 직접적인 접촉, 소셜 미디어 및 포럼 그룹을 통해 지원을 해주셔서 감사드립니다. 우리의 감사는 말로 표현할 수 없지만 어쨌든 감사합니다.

이 책에서 고용량 티아민 요법에 대해 더 많이 배워서 자신이나 매일 파킨슨병으로 고통받는 600만 명 중 한 명에게라도 도움이 될 수 있기를 바랍니다. 그리고 우리는 과학계가 티아민과 파킨슨병 증상에 대해 편견 없이 철저하게 조사해야 한다는 수많은 환자들의 요구와 우리 연구 결과를 따라야 할 의무가 있다고 굳게 믿습니다.

마르코 콜란젤리 M. Sc

고용량 티아민 요법 재단 과학 이사

---

1. The Lancet, 2018. The burden of Parkinson's disease: a worldwide perspective. Available at the burden of Parkinson's disease: a worldwide perspective – The Lancet Neurology

1. 소개

제임스 파킨슨의 떨리는 마비에 관한 에세이 (Parkinson 1817)가 출판된 지 200년이 지났습니다. 여기에서 그는 자기 이름을 딴 다음과 같은 특별한 증상 상태를 진단하는 특징을 설명합니다. 그러나 이 질환에 대한 치료의 진전은 더뎠고 치료법이나 질병의 진행을 늦추는 수단이 발견될 것이라는 그의 희망은 여전히 찾기 어렵습니다.

파킨슨병은 떨림, 경직, 느린 움직임, 변비 및 균형 문제를 포함하는 운동 증상과 후각 상실, 불안, 우울증, 무관심, 피로, 통증 및 수면 문제를 포함하는 비운동 증상을 특징으로 하는 진행성 신경퇴행성 장애입니다. 파킨슨병의 신경병리학적인 특징은 흑질에 있는 색소성 도파민 신경세포의 퇴행과 다른 핵이 추가되는 것입니다(Costantini et al 2015). 사람이 뭔가 잘못되었음을 깨닫게 될 때쯤에는 흑색질의 외측 복부 부분에서 68%, 꼬리 부분에서 48%의 뉴런 손실이 발생합니다 (Kordower et al 2013). 약물인 레보도파(상품명에는 시네멧과 마도파가 포함됨)는 도파민 작용제, 모노아민 산화효소 B 억제제 및 아만타딘을 포함한 대체제제와 함께 50년 이상 동안 파킨슨병에 대한 황금 표준이자 가장 효과적인 치료법이었습니다(Poewe et al 2010). 그러나 이러한 약물 중 어느 것도 질병으로 인한 손상을 복구하거나 제안하지 못하며 진행을 막지 못합니다. 또한, 레보도파는 운동 이상증과 같은 부작용을 유발할 수 있으며, 이는 레보도파가 완화하기 위해 취한 원래 증상보다 더 골칫거리가 될 수 있습니다. 그러나 증상을 크게 개선하고 질병을 늦출 수 있는 간단하고 저렴하며 쉽게 구할 수 있는 비타민이 있다면 어떨까요?

이 책은 고용량의 티아민 (비타민 B1)을 사용하는 치료법을 설명하는 것을 목표로합니다. 병기와 상관없이 파킨슨병에 걸린 모든 사람이 사용할 수 있으며 2011 년부터 이탈리아 신경과 의사가 환자와 함께 고안하고 성공적으로 사용했습니다. 그러나 치료의 이면에 있는 과학 이론과 연구, 그리고 치료가 무엇을 포함하는지에 대해 논의하기 전에 내가 누구인지, 왜 이 책을 쓰고 있는지, 그리고 치료에 대한 내 자신의 경험을 설명할 것입니다.

나의 이야기

나는 의료 종사자가 아닙니다. 나는 파킨슨병 환자로 지난 4 년 반 동안 고용량 티아민을 성공적으로 사용하여 건강을 크게 향상시켰습니다. 이 책의 목적은 현재 치료법에 대해 사용할 수 있는 모든 정보를 모아 명확하게 제시하여 파킨슨병 환자가 의사의 도움을 받아 스스로 치료법을 채택할 수 있도록 하는 것입니다. 이 책에서 치료법을 논의하는 데 사용된 정보는 세 가지 자원 영역에서 가져온 것입니다. 주로 파킨슨병 환자들에게 이 치료법을 고안하고 사용한 신경과 전문의 코스탄티니 의사의 조언을 보고하

겠습니다. 또한 다양한 건강 문제를 해결하기 위해 환자와 함께 고용량의 티아민을 사용하는 다른 의사 및 영양사가 제공하는 관련 정보를 추가할 것입니다. 마지막으로, 파킨슨병을 치료하기 위해 치료법을 사용하는 많은 국제 사람들의 경험적인 이야기를 포함할 것입니다.

이 치료법과 관련된 내 이야기는 2017년 친구가 파킨슨병 환자를 고용량의 비타민 B1 (티아민)으로 치료하고 증상이 최대 70%까지 개선되는 것을 본 이탈리아 신경과 전문의 코스탄티니 의사에 대한 기사를 보내면서 시작되었습니다. 그 기사는 또한 그가 환자들에게 B1을 치료한 5년 동안 병이 진행되지 않았다고 언급했습니다. 나는 7년 전에 파킨슨병 진단을 받았고 그 진행을 늦추기 위해 할 수 있는 모든 일을 하고 싶었기 때문에 다음에 의사 및 신경과 전문의와 약속을 잡았을 때 그들과 치료법에 대해 논의했습니다. 그들은 파킨슨병에 고용량의 티아민이 사용된다는 것을 알지 못했지만 회복 중인 알코올 중독 치료에 사용되는 것은 알고 있었고 내가 B1을 복용하려는 것을 흔쾌히 받아들여서 정제를 구입했습니다. 나는 기적을 기대하지 않았습니다. 어쨌든 이야기가 사실이라고 하기에는 너무 좋다고 느꼈기 때문에 보충 더미에 B1을 추가하고 그것에 대해 너무 많이 생각하지 않고 일상을 보냈습니다.

첫 번째 증상은 피로 개선 이였습니다. 실제로, 나는 이것이 일어났다는 것을 알지 못했는데 내가 취한 모든 새로운 취미에 대해 친구에게 말할 때 더 많은 에너지가 있다는 것을 깨달았습니다. 파킨슨병에 자주 동반되는 피로 때문에 내 삶은 다소 제한되었지만 B1복용을 시작한 후 합창단 노래 훈련에 참석하고 피아노를 가르치고 이탈리아어와 수채화를 배우기 시작했습니다!

나는 다음 증상 완화도 눈치 채지 못했습니다. 몇 년 동안 마사지를 받아왔는데, 한 약속에서 치료사는 내 몸의 근육과 연조직에서 새로운 부드러움과 탄력을 발견했다고 말했습니다. 파킨슨병 진단을 받은 대부분의 사람들은 근육이 더 경직된 것을 느낍니다. 목과 어깨가 뻣뻣 해지고 얼굴 표정이 느슨해지며 걸을 때 팔을 휘두르는 것이 더 어려워질 수 있습니다. 2년 전에는 어깨가 어색하게 미끄러지고 흔들리는 것만으로도 팔 위쪽 상완골 뼈가 부러진 적이 있었는데, 근육의 긴장이 심했기 때문입니다. 내 치료사가 변화에 대해 언급한 후 친구들도 내가 얼마나 빠르고 더 유동적으로 움직이고 있는지 말하기 시작했습니다. 한 친구는 내가 지금 "눈웃음" 짓고 있다고 말했지만, 나는 그런 변화를 알아차리지 못했습니다. 운동이 어려울 때는 움직임에 대처하는 데 집중하는 반면, 움직임이 쉬울 때는 운동의 최종 목표에 집중하느냐고 좋은 운동 능력이나 나쁜 운동 능력에 관심을 기울이지 않기 때문에 증상이 완화되는 것을 모르고 있었던 것 같습니다.

불안과 우울증도 사라졌고 후각도 좋아졌습니다. 그러나 이러한 증상 변화는 매우 점진적이었고 아마도 3개월에서 6개월에 걸쳐 천천히 전개된 것 같습니다. 이 글을 쓰는 시점에서 나는 4년 반 동안 B1을 복용했습니다. 나는 많은 증상이 사라지는 것을 경험했고 질병이 악화돼지 않았습니다. 그러나 이러한 개선을 일으킨 것이 B1이라는 것을 어떻게 확신할 수 있을까요?

첫째, 내 경우에는 프로토콜을 변경하지 않았습니다. 나는 레보도파 약물을 늘리지 않았으며, 이 기간 동안 다른 보충제를 추가하지도 않았습니다. B1이 내가 만든 유일한 변경 사항이었기 때문에 B1이 개선을 일으켰을 가능성이 매우 높습니다. 또한 B1을 잠시 중단했을 때 증상, 특히 피로감이 며칠 후에 돌아왔습니다. 그래서 나는 B1으로 일어난 개선의 유형이 파킨슨 병의 변화에 영향을 주었다고 생각합니다. 코스탄티니 의사는 피로, 후각 상실, 수면 부족, 장 문제 및 통증과 같은 비운동 증상은 "종종 고용량 티아민에 의해 완전히 완화되는 반면, 현재까지 다른 치료법은 비운동 증상에 대해 유사한 효과를 입증하지 못했다"고 지적했습니다. (www.highdosethiamine.org) 그러면 신경과 전문의 코스탄티니 의사는 누구였습니까?

안토니오 코스탄티니 의사

안토니오 코스탄티니 의사는 이탈리아 비테르보에서 근무했습니다. 내가 처음 그에 대해 읽었을 때, 그는 2,700 명 이상의 환자를 티아민으로 치료하고 있었으며 (일부는 대면 환자로, 일부는 이메일을 통해) 이 치료법은 환자의 표준 파킨슨 병 약물에 대한 보조 치료로 사용했습니다. 그가 이 환자들을 5년 이상 치료하는 동안 뚜렷한 질병의 진행은 없었지만 증상 개선은 뚜렷했습니다. 그는 2013 년 파킨슨 병에 대한 고용량 티아민에 대한 첫 번째 연구를 발표했으며 2015 년에 다른 공동 저자들과 함께 더 긴 연구를 발표했습니다. 그의 고용량 티아민 요법은 증상을 개선 할뿐만 아니라 전통 약물을 복용할 때 종종 경험하는 운동 이상증과 같은 부작용을 줄였습니다. 그러나 그는 파킨슨 병 환자들에게만 고용량 티아민을 사용한 것이 아닙니다. 그는 2010 년부터 다양한 건강 문제 즉 섬유 근육통 (Costantini et al 2013 E), 본태성 떨림(Costantini et al 2018 B), 척수소뇌 운동 실조증 2형 (Costantini et al 2013 A), 하시모토 갑상선염 (Costantini et al 2014 B), 다발성 경화증 (Costantini et al 2013 C), 군집성 두통 (Costantini et al 2018 A) 등 그 외에도 이 요법을 시도하고 티아민 사용에 관한 연구 발표도 했습니다.

코스탄티니 의사는 이탈리아에서 직접 대면하는 환자들과 함께 일할 뿐만 아니라 이메일을 통해 무료로 전 세계 수백 명의 파킨슨병 환자에게 개인적으로 조언하는 데 시간을 할애했습니다. 슬프게도 그는 몇 년 전 수술 후 뇌졸중을 앓았고 회복 중이던 그는 COVID-19에 걸려 갑자기 2020년 5월에 목숨을 잃었습니다.

의사가 이 치료법에 대해 들어본 적이 없는 이유는 무엇입니까?

약물 치료에 실패한 증상을 간단한 비타민으로 개선할 수 있다는 사실을 처음 접하신다면, 왜 의사가 이 사실을 말해주지 않았는지 궁금하실 것입니다. 대답은 아마도 두 가지일 것입니다. 첫째, 의사는 건강 문제에 대한 약물 및 수술 솔루션을 찾는 데 고도로 훈련된 반면, 영양은 훈련의 아주 작은 부분입니다. 둘째, 새로운 치료법이 의료계에서 인정받기 위해서는 가설을 뒷받침하는 엄격한 이중 맹검, 위약 대조, 다중 기반 연구를 수행해야 합니다. 고용량 티아민 요법에 대한 동료 검토를 거쳐 공개적으로 발표된 연구가 있지만 파일럿 연구이거나 사례 연구입니다. 코스탄티니 의사의 동료들은 대규모의 이중 맹검 위약 대조 연구를 계획했지만 지금까지 이를 수행하는 데 필요한 자금을 확보하는 데 실패했습니다. 전 세계 수많은 파킨슨병 환자들이 삶을 제한당하는 어려움을 겪고 있는데, 비타민 B1 프로토콜을 복용한다면 보다 편안한 삶을 누릴 수 있을 것을 생각하면 안타깝기 짝이 없습니다. 나는 여기에 이탈리아 팀이 웹사이트에 'Go Fund Me' 페이지를 가지고 있다는 점을 추가합니다. 계획된 연구 프로젝트에 기부하고 싶은 분이 있으면 gofundme 로 하시기 바랍니다.

이 장에서는 단지 치료법을 소개했을 뿐입니다. 나는 내 개인적인 이야기만으로는 고용량 티아민이 시도할만한 가치가있는 치료법이라는 것을 누군가에게 확신시킬 수 있다고 기대하지는 않습니다. 2장에서는 티아민의 성공에 대한 광범위한 증거를 살펴보고 파킨슨병 환자에 대한 티아민의 효과 연구를 발표할 것입니다. 고용량의 티아민이 파킨슨병 환자에게 어떤 생리학적 영향을 미칠 수 있는지에 대한 저자의 이론이 제시될 것입니다. 3장의 목적은 치료법을 적용하는 방법을 명확하게 설명하는 것이며 4장에는 고용량 티아민이 증상을 감소시켰으며 일부 의견에 따라 '삶을 되찾았다'는 것을 발견 한 사람들의 개인계정이 포함됩니다.

2. 과학

이 장의 목적은 비타민이 무엇인지, 신체에 미치는 영향 및 특히 B1 (티아민)의 효과를 이해하기 위해 고용량 티아민 요법의 과학을 탐구하는 것입니다. 우리는 이 요법에서 티아민이 어떻게 사용되는지, 파킨슨병 환자에게 긍정적인 영향이 미치는 안전성과 이론을 고려할 것입니다. 마지막으로, 파킨슨병 환자에 대한 치료법을 테스트한 여러 연구 결과를 논의할 것입니다.

티아민이란 무엇입니까?

티아민은 비타민 B의 첫 번째입니다. 그것은 1926 년에 처음 분리되었고 1936 년에 합성되었습니다. 비타민은 유기체가 정상적인 세포 기능, 성장 및 발달을 위해 소량으로 필요로 하는 유기 화합물입니다. 필수 영양소는 체내에서 전혀 또는 충분한 양이 합성되지 않으므로 식단을 통해 섭취해야 합니다. 13 가지 필수 비타민은 비타민 A, C, D, E, K 및 비타민 B (티아민 B1, 리보플라빈 B2, 니아신 B3, 판토텐산 B5, B6, 비오틴 B7, 엽산 B9 및 B12) 입니다. 8가지 필수

영양소 그룹인 B 비타민은 신체가 음식을 에너지로 전환할때 필요한데 이를 신진대사라고 합니다. 비타민 B는 또한 새로운 혈액 세포를 생성하고 건강한 피부 세포, 뇌 세포 및 기타 신체 조직을 유지합니다. 이것은 함께 비타민 B 복합체라고합니다.

결함을 교정하는 것만이 아닙니다

고용량 티아민 요법은 결핍을 교정하는 데 필요한 용량을 훨씬 초과하는 용량을 사용합니다. 영양 기반 요법의 전문가인 데릭 론스데일 의사는 100 개가 넘는 논문의 저자이고 그 중 많은 것이 고용량 티아민에 관한 것이며 비타민을 다량으로 사용하면 약물로 변한다고 지적합니다 (Lonsdale 2021). 건강한 개인을 위한 티아민의 일일 권장 요구량은 여성의 경우 1.1 mg, 남성의 경우 1.2 mg입니다 (www.mayoclinic.org). 티아민 결핍의 경우에도 권장 일일 복용량은 5 mg에서 30 mg 사이입니다 (www.medlineplus.gov). 그러나 파킨슨병에 대한 코스탄티니 의사의 B1 프로토콜에 사용되는 치료 용량은 하루 최대 4000 mg의 경구 용량이 될 수 있습니다. 결핍을 해결하는 것만으로는 고용량의 티아민을 사용할 때 나타나는 현저한 증상 개선을 설명할 수 없습니다. 치료가 결핍을 교정하지 않는다면 고용량의 B1은 정확히 무엇을 하고 있습니까?

고용량의 티아민은 다른 요인에 의해 방해받거나 억제된 셀룰라 에너지 대사에 영향을 줄 수 있다고 생각됩니다. 세포가 효율적으로 작동하려면 에너지가 필요합니다. 이 요법의 이론은 고용량의 티아민을 사용함으로써 에너지 대사에 관여하는 특정 효소가 자극되고 세포의 대사 기능이 회복되어 다시 한번 효율적으로 작동할 수 있다는 것입니다. (Elliot Overton. YouTube - 'Mega Dose Thiamine: Benefits beyond addressing deficiency'). 효소는 신체가 생화학 반응 속도를 높이기 위해 촉매로 사용하는 단백질 유형입니다. 그들은 인체의 거의 모든 알려진 기능과 관련된 반응을 주도하는 역할을 합니다. 비타민과 미네랄은 특정 효소가 제대로 작동하도록 돕는 역할을 합니다('영양 및 기능 의학', Elliot Overton www.eonutrition.co.uk).

코스탄티니 의사의 고용량 티아민에 대한 관심은 2011년 척수소뇌 운동 실조증 2형 남성을 치료했을 때 시작되었습니다. 다량의 티아민을 주사로 투여한 후 남성의 피로와 운동 증상이 개선되었습니다. 이로부터 코스탄티니 의사는 신경계의 일부 유전 및 퇴행성 질환에서 증상 발달이 특정 영역 또는 영역의 티아민 결핍과 관련이 있을 수 있다는 가설을 세웠습니다. 그는 이것이 티아민의 세포 내 수송 기능 장애 또는 구조적 효소 이상 때문이라고 제안했습니다. 그는 이 기능 장애가 고용량의 티아민에 반응할 수 있다고 생각했습니다(Costantini et al 2013). 코스탄티니 의사는 다양한 건강 문제에 대해 고용량의 티아민을 사용하는 여러 인간 임상 시험을 발표했습니다. 여기에는 척수소뇌 운동실조증 2형(Costantini et al 2013 A), Friedreich's 운동실조증(Costantini et al 2013 B 및 Costantini et al 2016 C), 다발성 경화증의 피로(Costantini et al 2013 C), 염증성 장질환(Costantini et al 2013 D), 뇌졸중 후 피로(Costantini et al 2014 A), 하시모토 갑상선염(Costantini et al 2014 B), 근긴장이상(Costantini et al 2016 A), 근긴장성 이영양증 1형(Costantini et al 2016 B), 만성 군발성 두통(Costantini et al 2018 A), 본질적 떨림(Costantini et al 2018 B) 및 파킨슨병(Costantini et al 2013, Costantini et al 2015) 등입니다.

파킨슨 병과 티아민의 연관성

여러 연구에서 티아민을 파킨슨병, 도파민 및 신경학적 상태와 연관시킬 수 있는 요인을 제시했습니다 (Lu'o'ng & Nguyen 2012). 티아민은 에너지 세포 대사의 기능적 경로에 관여하는 효소의 보조 인자입니다 (transketolase, alpha-keto-acid decarboxylase, pyruvate dehydrogenase, alpha-keto-glutarate dehydrogenase) (Costantini et al 2015). Mizuno 등 (1994)은 파킨슨병 환자의 흑질 뉴런에서 티아민 이인산 의존성 효소의 활성이 감소했다고 보고했습니다. Lu'o'ng 과 Nguyen (2013)은 도파민과 티아민 사이의 관계를 보여주는 여러 연구에 주목했습니다. 한 연구에서는 티아민 결핍 식단을 섭취한 쥐를 조사하였는데 이는 쥐를 죽이는 공격성을 일으켰고 그들이 도파민을 투여 받았을 때, 티아민 결핍으로 인한 공격성이 억제되었습니다 (Onodera 1987). 레보도파 약물을 복용하는 파킨슨병 환자는 이 약물로 치료하지 않은 환자보다 티아민 이인산 및 총 티아민의 뇌척수액 수치가 유의하게 더 높으며(Jiminez-Jiminez et al 1999), 티아민과 도파민 사이의 추가 연관성을 보여줍니다. Sjoquist et al (1988) 은 티아민 결핍이 기저핵의 핵인 선조체의 도파민 농도를 감소시키는 것으로 나타났다고 보고했습니다. Gold et al(1998)은 파킨슨병 환자의 70%가 혈장 티아민이 낮고 33%가 적혈구 티아민 수치가 낮아 티아민과 파킨슨병 사이의 추가 관계를 보여준다고 언급했습니다. 마지막으로, Merkin-Zaborsky et al (2001)은 급성 신경 장애를 나타내는 9 명의 환자를 티아민으로 성공적으로 치료했습니다.

출판된 연구 논문

파킨슨 병 환자에 대한 고용량 티아민 요법의 노력을 구체적으로 살펴본 세 가지 연구가 있습니다. Lu'o'ng과 Nguyen

(2012)의 미국 연구는 파킨슨병 환자에 대한 고용량 티아민의 효과를 조사한 5 가지 사례 연구에 대한 예비 보고서입니다. 코스탄티니 의사와 이탈리아의 동료들은 두 개의 추가 출판 기사의 저자입니다. 첫 번째 (Costantini et al 2013)는 파킨슨 병 환자 3 명에 관한 고용량 티아민의 효과를 보고합니다. 두 번째 (Costantini et al 2015)는 95 일에서 831 일 사이의 기간 동안 파킨슨병 환자 50 명에 대한 치료 효과의 훨씬 더 크고 긴 연구입니다.

Lưong과 Nguyen의 사례 연구 (2012)는 3 -16 년전에 파킨슨 병 진단받은 65 세에서 82 세 사이의 남성 파킨슨 병 환자 5 명을 추적하였습니다. 그들은 다음과 같은 비슷한 증상을 나타냈습니다. 마스크 쓴것같은 무표정한 얼굴, 깜박임이 드문 눈, 떨림, 팔 흔들림이 감소하고 가끔 얼어붙는 파킨슨병 보행 그리고 서동증(움직임이 느림) 등입니다. 4 번 사례의 환자도 끊임없이 침을 똑똑 떨어뜨리며 단어를 발음하는 데 어려움을 겪었고, 68세의 3번 사례의 환자는 약간의 기억 상실을 보였습니다. 각 환자에게는 매일 티아민 주사가 주어졌습니다. 사례 1과 5의 경우 매일 100 mg의 티아민 주사를 투여한 반면 사례 2, 3 및 4의 경우 매일 200 mg의 티아민 주사를 투여했습니다. 다른 복용량이 선택된 이유에 대한 설명은 없습니다. 사례 1은 시험 전 티아민 수치가 가장 낮아서 더 큰 필요성을 시사하지만 실제로는 더 낮은 주사 용량을 투여받았는데도 별 관련이 없는 것으로 보이며 또한 사례 5가 가장 오래 전에 진단받았지만 더 낮은 용량을 투여받았습니다. 이것으로 보아 진단 이후의 기간과는 관련이 없는 것 같습니다.

시험 4일째에 5명의 참가자가 다시 한번 관찰되었고 매우 유의미한 개선을 보였습니다. 모두 안면 경직이 감소했으

며 '웃는' 것으로 보고되었습니다. 그들의 보폭은 더 길고
팔을 더 많이 휘두르면서 걷기가 향상되었습니다. 떨림도
모든 경우에 감소한 것으로 보입니다. 연구자들이 운동 증
상 변화만 관찰하고 피로, 불안, 뇌 안개, 무관심, 수면 등과
같은 비운동 증상 변화 즉 지금 우리가 알고 있는 긍정적
인 B1 효과의 초기 징후에 대해 언급하지 않은 것은 약간
실망스럽습니다. 10일 후 사례 2, 3 과 4는 '움직임에 아무
런 영향없이' 일반 파킨슨병 레보도파 약물을 중단했습니
다. 사례 1과 5는 추가 연구 후속 조치에서 누락이 되었습
니다.

이 연구는 파킨슨 병 환자가 매우 짧은 시간 내에 고용량
의 티아민에 매우 호의적으로 반응할 수 있음을 분명히 보
여 주지만, 답보다는 더 많은 질문을 제기합니다. 안타깝
게도 10 일간의 추적 관찰 후 사례 2, 3 과 4에 무슨 일이 일
어났는지 또는 매일 200 mg의 티아민 주사를 계속했는지
에 대한 정보가없는 매우 짧은 연구였습니다. Lưo'ng과
Nguyen은 코스탄티니 의사와 동료들이 연구에 사용한 것
보다 훨씬 더 많은 용량을 투여했습니다(2013, 2015). 코스
탄티니 의사는 내 개인적인 경험으로 아는 것과 마찬가지
로 주어진 복용량이 개인에게 너무 높으면 증상이 악화될
수 있다고 지적했습니다. 이 연구의 환자들은 증상이 악화
되는 것을 피했을까요? 마지막으로, 파킨슨병 약을 끊은
세 명의 참가자는 약물 치료없이 얼마나 오랫동안 긍정적
인 효과가 지속되었을까요?

코스탄티니 의사와 그의 동료들은 이탈리아 비테르보에
서 근무했으며 그들의 사례 보고서(2013)는 아직 파킨슨
병 약을 복용하지 않은 새로 진단받은 파킨슨병 환자74세
에서 79세 사이의 여성 2명과 남성 1명을 다루었습니다.

통합 파킨슨병 평가 척도를 사용하여 환자를 먼저 평가했습니다. 한 환자는 피로 심각도 척도로 평가되었습니다. 그들은 각각 서동증, 경직, 드물게 깜박이는 눈, 마스크 같은 얼굴, 걸을 때 팔 흔들림 부족, 지속적인 안정시 떨림을 나타냈습니다. 그들의 총 혈장 티아민은 테스트 결과 건강한 기준 범위 내에 있는 것으로 밝혀졌습니다. 각 환자는 일주일에 두 번 티아민 100 mg을 비경구(주사)로 처방받았습니다. 이것은 Lu'o'ng과 Nguyen이 사용하는 일일 복용량보다 훨씬 적습니다. 코스탄티니 의사의 환자들은 또한 B1 주사와 동시에 소량의 그룹 B 비타민을 투여 받았고 15일 후 3명의 참가자를 재검사했습니다.

세 사람 모두 이제 안정시 떨림이 감소하고 걷는 동안 팔 스윙이 증가하면서 정상적인 근육 긴장도를 보였습니다. 그들의 통합 파킨슨병 평가 척도 점수는 상당한 증상 개선을 보여주었습니다. 사례 3의 피로는 거의 완전히 퇴보했습니다. 코스탄티니 의사는 파킨슨 병의 증상이 세포 내부의 티아민의 활성 수송 기능 장애 또는 구조적 효소 이상으로 인한 티아민 결핍의 증상일 가능성이 높다고 결론지었습니다. 그는 티아민 의존성 과정의 기능 장애가 파킨슨병에서 도파민성 및 비도파민성 뉴런의 소멸로 이어지는 주요 병원성 경로가 될 수 있기 때문에 티아민 주사가 생존자 뉴런을 회복시키고 질병의 진행을 제한하는 데 중요한 역할을 할 수 있다고 믿었습니다 (Costantini et al 2013, Jhala and Hazell 2011).

코스탄티니 의사와 그의 동료들은 세 가지 '학습 포인트'를 언급합니다. 첫째, 치료가 즉시 가능하다는 것입니다. 둘째, 고용량의 티아민을 매일 사용하는 것과 관련된 부작용을 관찰한 문헌에 대한 연구가 없다는 것입니다. 셋째, 그들의 사례 보고서는 파킨슨병 치료에 대한 희망의 광선을 열어준다는 것입니다.

코스탄티니 의사와 동료들의 2013년 연구는 15일 동안 세 가지 사례 연구를 따랐습니다. 그들의 2015년 연구는 더 크고 더 긴 연구를 제공하고자했습니다. 파킨슨병 환자 50명(남성 33명, 여성 17명)이 모집되었습니다. 평균 연령은 70세였고 평균 질병 기간은 7년이었습니다. 환자 중 7명은 아직 파킨슨 약을 복용하지 않은 상태였습니다. 그들은 모두 처음부터 통합 파킨슨병 평가 척도 및 피로 심각도 척도를 사용하여 평가되었습니다. 그런 다음 파킨슨병 약물이나 개인 요법을 변경하지 않고 일주일에 두 번 근육 주사로 투여하는 100 mg의 티아민으로 치료를 받았습니다. 모든 환자는 치료 기간 동안 1개월 후, 그리고 매 3개월마다 재평가되었습니다. 추적 관찰 기간은 95일에서 831일 사이였습니다.

티아민 주사로 치료했을때 50명 참가자의 운동 증상이 크게 개선되었습니다. 이것은 남성과 여성, 젊은이와 노인, 또는 파킨슨병 약물을 복용하는 사람과 그렇지 않은 사람 간에 차이가 없었습니다. 질병 기간은 파킨슨병을 더 오래 앓은 사람들이 새로 진단된 사람들보다 상대적으로 더 많이 개선되었다는 점에서 차이가 있었습니다. 티아민 치료 전에 피로를 보고한 참가자들은 에너지 수준이 크게 향상되었음을 발견했습니다. 기준선에서 치매 증상이 뚜렷한 3명의 환자는 추적 관찰에서 인지 점수가 향상된 것으로 나타났습니다. 환자들은 약 3개월 동안 호전되었고 연구하는 동안 그 수준의 개선을 유지했습니다. 레보도파 약물을 복용 중인 환자 중 연구 기간 동안 레보도파 용량을 늘릴 필요가 있는 환자는 없었고, 시험 참여 시점에서 파킨슨병 약물을 복용하지 않은 환자는 시작할 필요가 없었습니다. 환자 중 누구도 티아민 복용으로 인한 부작용을 경험했거나 치료를 중단해야 할 일은 없었습니다.

코스탄티니 의사는 2015년 연구에서 위약 대조군의 부재를 가장 큰 한계로 지적했는데, 환자들에게서 관찰된 임상적 개선이 장기간의 추적 관찰 기간 동안 지속적이고 안정적이었기 때문에 위약 효과를 시사하지 않는다고 설명했습니다. 그는 또한 환자들한테 티아민 요법 시작하기 전 가능한 결과에 대한 아무 정보를 말하지 않은 점을 지적했습니다. 또한 그는 자신의 진료과를 연속적으로 방문한 모든 파킨슨병 환자를 선택 없이 포함시켜 선택 편향 문제를 피하려고 노력했습니다.

코스탄티니 의사는 환자가 고용량 티아민을 스스로 시작한 경우 파킨슨 약과 함께 사용되는 보조 요법으로 여겼습니다. 그는 연구 기간 동안 환자의 증상이 매우 크게 개선되었지만 레보도파 약물 중단을 시도하지 않았습니다. Lương and Nguyen (2012)과 달리 코스탄티니 의사는 티아민을 실제 완치제로 제시하지 않았으며 레보도파와 같은 약물이 여전히 환자의 전체 치료에 중요한 역할을 한다고 믿었습니다. 그는 고용량 티아민만으로는 질병이 최근에 발병하지 않는 한 운동증상의 완전한 퇴행을 유도할 수 없다고 느꼈습니다. 그는 티아민이 살아남은 세포를 회복시키고 질병의 진행을 막는 것처럼 보이지만 질병의 공격에 영향을 받지 않은 세포의 수가 제한되어 있고 건강한 흑질에 의존하는 모든 기능 시스템을 대체할 수 없기 때문일 수 있다고 생각했습니다. (www.highdosethiamine.org).

Lương과 Nguyen (2012) 그리고 코스탄티니 외(2013, 2015)는 환자에게 '비경구 티아민'을 투여했는데, 이는 주사로 투여된 용량을 의미합니다. Lương과 Nguyen은 B1을 경구 복용할 때 사용되는 티아민의 장 흡수가 손상될 수 있음을 시사하는 여러 연구를 인용합니다. Pfeiffer (2003)는 위장 기능 장애가 파킨슨병 환자에게 흔하며 잠재적으로 치료적 개입에 영향을 줄 수 있다고 말합니다. Baum and Iber (1984)는 티아민의 장 흡수가 젊은 사람들에게는 충분하지만 나이가 들면서 감소될 수 있다고 말합니다. Baker et al(1980)은 티아민의 근육 내 투여만이 60세 이상의 피험자의 티아민 결핍을 교정할 수 있음을 입증했습니다. 다음 두 장에서 볼 수 있듯이 티아민의 경구 투여는 주사를 사용할 수없는 많은 경우에 권장되며 크게 성공적이지만 위장 흡수 문제에 대처할 수있을 만큼 복용량이 높아야합니다.

이론

코스탄티니 의사와 그의 동료들(2015)은 "고용량의 티아민으로 인해 흑질에서 생존 뉴런의 에너지 대사가 개선되면 내인성 도파민의 합성 및 방출이 증가하고, 티아민 의존성 효소의 활성이 증가하거나 외인성 레보도파의 활용이 개선될 수 있다"고 제안했습니다. 기준선에서 혈중 티아민 결핍은 없었으며 고용량의 티아민이 증상에 긍정적인 영향을 미친다는 사실로 인해 코스탄티니 의사는 파킨슨병의 증상이 신경 티아민 결핍의 결과이며, 아마도 티아민의 활성 세포 내 수송 장애 또는 구조적 효소 이상으로 인한 것이라고 제안했습니다.

또한 티아민과 알파-시누클레인 사이에는 흥미로운 연관성이 있습니다. 알파-시누클레인의 돌연변이는 조기 발병

가족성 파킨슨병과 관련이 있으며 단백질은 파킨슨병, 루이소체 질환 및 기타 신경퇴행성 질환에서 비정상적으로 응집됩니다. (Goedert 2001). 알파-시누클레인에 대한 티아민의 효과에 대한 연구는 세포 내 티아민의 증가가 알파-시누클레인 농도를 감소시킨 다음 알파-시누클레인 응집을 감소시킬 수 있다고 제안했습니다(Brandis et al 2006).

부작용

코스탄티니 의사는 티아민의 근육 주사로 치료받은 2,500명 이상의 환자 중 4명만 알레르기 반응이 나타났다고 보고했습니다 (www.highdosethiamine.org). 코스탄티니 의사와 간호원 팔라의 궤양성 대장염 및 크론병 환자를 치료하기 위한 고용량 티아민 연구(2013 D) 결과 한 환자는 경미한 빈맥을 보고했으며 이는 복용량을 줄임으로써 해결되었습니다. 일부 환자는 불면증을 보고했으며 이는 오후 5:00까지 마지막 용량을 투여하여 해결되었습니다. 섬유근육통(Costantini et al 2013 E) 및 다발성 경화증(Costantini et al 2013 D)에 대한 사례 연구에서는 부작용이 보고되지 않았습니다. 파킨슨병 환자와 함께 고용량 티아민 사용에 관한 2015년 연구에서 코스탄티니 의사와 동료들은 "이상 반응을 경험하거나 중단한 환자는 없었으며, 인슐린으로 치료받은 당뇨병 환자에서 모니터링해야 할 유일한 임상 문제는 혈당 수치의 약간의 증가와 그에 따른 인슐린 투여량 증가" 라고 보고했습니다. Bager et al(2021)은 IBD 피로 환자를 대상으로 한 티아민 시험에서 경미한 부작용만 발견했습니다. "티아민은 신장 청소율이 있는 수용성 비타민이기 때문에 정상적인 신장 기능을 가진 환자에게는 티아민 축적 위험은 제한적입니다."

티아민이 비록 제한적이지만 연구에서 입증된 바와 같이 파킨슨병 환자의 증상에 중대한 영향을 미친다는 것은 논쟁의 여지가 없습니다. 총 4000 명 정도의 환자를 치료하는 코스탄티니 의사한테 그들은 왜 다른 신경과 전문의가 티아민 요법에 대해 알지 못하거나 관심이 없는지 지속적으로 물었고 그는 변함없이 모른다고 대답했읍니다. 공식 과학에서는 여전히 파킨슨병의 비운동 증상은 치료가 불가능하다고 말하고 있는 반면, 코스탄티니 의사는 비운동 증상이 운동 증상보다 고용량 티아민 치료에 더 민감하다고 말했습니다. 이 치료법은 병을 완전히 고치는 것은 아닙니다. 코스탄티니 의사의 연구 중 어느 것도 그가 그렇다고 제안하지 않습니다. 그러나 파킨슨병을 앓고 있는 남성이나 여성에게는 이전에는 생각할 수 없었던 개선된 신체적, 정신적 상태에서 살 수 있는 기회를 제공합니다.

티아민 전문가인 데릭 론스데일 의사는 다음과 같이 썼습니다(2021).

"질병을 치료하기 위해 메가 용량으로 비타민을 사용하는 것은 완전히 새로운 일입니다. 이 이탈리아 그룹의 양성, 무독성 효과에 대한 충분한 임상증거가 "의학의 세계를 불태울 수 있을 것"으로 보입니다. 생명에 필수적인 분자를 약물로 다량으로 사용한다는 개념은 의심할 여지없이 추가 확인이 필요하지만 이러한 결과를 무시하는 것은 터무니없는 일입니다."

미래를 바라보다

나는 코스탄티니 동료들의 말로 이 장을 마무리할 것입니다. 로베르토 판첼루 의사(신경과 전문의), 마르코 콜란젤리 박사(환경 과학자), 마리아 팔라(간호사)는 전체 연구를 수행하기 위한 자금을 찾고 있습니다.

"오늘날 많은 사람들이 이 요법의 혜택을 받을 수 있습니다. 그러나 전 세계의 모든 환자가 신뢰할 수 있는 의료 채널을 통해 고용량의 티아민 요법을 받으려면 미국 식품의약국(FDA) 및 유럽 의약품청(EMA)과 같은 다양한 국제 의약품 관리국의 승인을 받아야 합니다.

"잘 설계된 임상 시험의 성공적인 결과만이 승인 절차를 만족시킬 것입니다. 특히, 우리는 대표 환자 수를 대상으로 관련 기간에 걸쳐 다중 위치, 무작위, 이중 맹검, 위약 대조 시험을 수행해야 합니다. 이러한 연구에는 시험 기간 동안 지속되는 적절한 자금이 필요합니다.

"가능한 자금의 적절한 출처를 찾고 신청서를 제출하려면 지속적인 집중과 노력이 필요합니다. 그러나 강력한 임상 시험의 성공적인 결과는 과학적으로 그리고 통계적으로 유의하게 치료의 효과를 확인하고, 그 메커니즘을 이해하고 설명할 수 있게 하며, 잠재적으로 그 효능을 더욱 향상시키는 방법을 보여줄 수 있기 때문에 우리는 도전을 받아들여야 합니다.

"이를 위해 우리는 고용량 티아민 요법을 승인 절차로 진행하고 지금까지의 경험에 대한 정보를 환자, 의사 및 기타 의료 전문가에게 직접 제공하기 위한 기금 마련이라는 궁극적인 목표를 가진 고펀드미 캠페인을 시작했습니다." (www.highdosethiamine.org).

이 장에서는 현재 다소 제한된 연구이지만 티아민이 파킨슨 병의 증상에 매우 긍정적인 영향을 미치는 것을 보여주었습니다. 게다가 고용량 티아민 요법은 즉시 이용 가능하고 저렴하며 안전합니다. 현재 파킨슨병의 진행을 늦추거나 증상을 안전하게 개선할 수 있는 치료법은 없지만 이 치료법은 제공할 것이 많으며 치료법의 효능을 탐구하고 채택 및 사용을 미세 조정하기 위한 철저한 연구 프로젝트가 시급합니다. 파킨슨병은 퇴행성 질환입니다. 신경과 전문의, 의사 및 파킨슨병 간호사는 이 치료법에 익숙해지고 환자에게 이 치료법을 시도할 수 있는 기회를 제공하여 많은 사람들에게 실질적으로 개선된 삶을 제공해야 한다는 긴박감이 있습니다

3. 프로토콜

이 장에서는 현재 우리가 이해하고 있는 고용량 티아민 요법의 프로토콜을 설명하는 것을 목표로 합니다. 그러나 이것은 단지 지침일 뿐입니다. 이것은 한가지 방법으로 모든 환자에게 적용되는 것은 아닙니다. 따라서 환자는 자신에게 적합한 용량을 결정하는데 적극적인 역할을 해야 함과 동시에 시행 착오 테스트와 인내심이 필요합니다. 그러나 올바른 복용량을 찾게 되면 가능한 개선 사항은 상당하며 노력할만한 가치가 있습니다.

이 장에서는 파킨슨병 환자에게 직접적으로 언급하겠지만, 가능하면 치료에 대한 경험과 지식이 있는 의료 전문가와 상담하는 것이 좋습니다. 이것이 가능하지 않은 경우 적어도 의사와 치료를 시도하려는 욕구에 대해 논의하십시오.

어떤 형태의 티아민을 사용해야합니까?

이 책에서는 세 가지 형태의 티아민을 다룹니다. 근육 주사, 경구 (티아민 염산염) 정제, 캡슐 또는 분말 및 설하 (혀 아래에 적용) 티아민 질산염 정제입니다. 각각 사용법의 장점과 단점을 제공하며, 환자의 올바른 복용량을 찾게 되면 모두 좋은 결과를 얻을 수 있습니다.

시중에는 다른 티아민 유도체가 있습니다. 벤포티아민은 지용성입니다. 그러나 론스데일 의사는 자신의 웹사이트 (https://www.hormonesmatter.com/navigating-thiamine-supplements/)에서 발표된 한 보고서에 따르면 벤포티아민이 뇌를 통과하지 못한다고 지적합니다. 마늘에서 자연적으로 발생하는 알리티아민과 그 합성물인TTFD(티아민 테트라히드로푸르푸릴)는 론스데일 의사가 환자 치료에 광범위하게 사용해 왔습니다. 그러나 이러한 파생물 중 어느 것도 파킨슨병에 대한 효과를 연구하는 연구에서 아직 테스트되지 않았거나 성공에 대한 경험적인 설명에 나타나지 않았기 때문에 현재 파킨슨병에서의 사용에 대해 조언하는 것은 불가능합니다.

근육 주사

이전 장에서 논의한 연구에서 말했듯이 티아민은 근육 주사로 투여되었습니다. 주사로 B1을 복용하는 것의 두 가지 장점은 증상의 호전이 빠르게 나타나고, 삼키는 데 문제가 있는 사람들이 티아민을 복용하는 더 안전한 방법이라는 것입니다.

그러나 많은 환자의 경우 의료 전문가가 정기적으로 주사를 투여할수 없으며 또 스스로 주사를 투여하도록 훈련받은 사람은 거의 없습니다. 코스탄티니 의사는 또한 항응고제(예: 쿠마딘, 신트롬)로 치료받는 환자에 대한 금기 사항을 지적하고 혈종을 유발할 수 있으므로 티아민 주사를 사용하지 않을 것을 제안했습니다.

경구 티아민 염산염

주사의 대안으로 코스탄티니 의사는 경구 티아민 사용을 권장했습니다. 그는 이것이 티아민 질산염이 아닌 티아민 염산염 이어야 한다고 강조했습니다. 둘 다 합성 비타민이지만 티아민 염산염은 수용성이므로 체내에 축적될 가능성이 거의 없습니다. 낮은 수준의 티아민 질산염이 심각한 문제를 일으킬 가능성은 낮지만, 티아민 질산염 분자에 존재하는 질산염 그룹은 신장에 축적되어 티아민을 고용량으로 섭취할 때 불용성 질산염 화합물을 형성하여 신장 결석을 유발할 수 있습니다.

경구용 티아민 염산염 사용의 장점은 정제, 캡슐 또는 분말 중에서 선택할 수있는 다양한 제품을 쉽게 사용할 수 있다는 것입니다. 대부분의 사람들은 500 mg의 정제 또는 캡슐을 사용합니다. '염산염'버전이고 다른 보충제가 포함되어 있지 않은지 확인하십시오. 일부 B1 정제/캡슐에는 마그네슘이 포함되어 있으므로 마그네슘 과다 복용을 방지하기 위해 피해야 합니다.

그러나 티아민의 경구 버전에는 단점이 있습니다. 정제/캡슐은 흡수되기 전에 신체를 통과하는 꽤 많은 여행을합니다. 삼킨 다음 소화 및 흡수되어 위장계의 내벽을 통해 순환계의 가장 작은 혈관으로 들어가 몸 전체로 퍼집니다. 따라서 올바르게 작동하려면 티아민이 위장 내의 산성 환경을 견딜 수 있어야하고, 장을 감싸는 세포를 통과하고, 신체의 나머지 부분에 도달하기 전에 간에서 여과 또는 제거에 저항할 수 있어야합니다. (https://compoundingrxusa.com/blog/compounding-sublingual-medications/)

이 때문에 B1의 경구 버전은 다소 높은 용량으로 복용해야하며 원하는 일일 복용량을 달성하기 위해 여러 정제 또는 캡슐이 필요할 수 있습니다. 일부 사람들은 늦은 오후나 저녁에 B1을 복용하는 것이 수면을 방해할 수 있다는 것을 발견했기 때문에 복용량을 분할하여 복용량의 절반을 아침 식사와 함께 또는 아침 식사없이 복용하고 나머지는 점심 식사와 함께 또는 점심 식사없이 복용하거나 또는 전체 복용량을 아침에 복용할 수 있습니다.

코스탄티니 의사는 경구 버전을 주스와 함께 복용하지 말고 물로만 복용해야 한다고 조언했습니다. 일부 영양 학자들은 커피와 차가 티아민과 반응하여 신체가 흡수하기 어려운 형태로 전환할 수있는 탄닌을 함유하고 있기 때문에 피해야한다고 권고합니다. 다른 사람들은 식단에 비타민 C가 적지 않은 한 커피와 차 및 티아민 사이의 상호 작용이 중요하지 않을 수 있다고 생각합니다. 비타민 C는 커피와 차에서 티아민과 탄닌 사이의 상호 작용을 방지하는 것으로 보입니다 (medlineplus.gov). 그러나 차와 커피의 문제는 다량의 티아민을 섭취한다는 점에서 관련이 없을 것입니다. 걱정된다면 B1은 차나 커피 마시기 한 시간 정도 전후에 복용할 수 있습니다.

설하 정제

주사 투여 또는 많은 수의 정제 또는 캡슐을 복용하지 않는 티아민의 한 형태는 B1 설하 정제입니다. 이것은 코스탄티니 의사가 환자에게 조언할 때 이탈리아에서는 사용할 수 없었기 때문에 그에 의해 언급되지는 않았습니다.

B1 설하정제는 혀 아래 두면 용해되고 피부점막을 통해 작은 혈관으로 직접 흡수됩니다. 설하 정제는 결과적으로 더 예측 가능한 효능을 갖습니다. 경구 약물이 위산과 간 여과에 노출된 후 효능이 감소하는 경우가 있지만, 설하 정제를 올바르게 복용하면 약물의 전체 양이 혈류에 직접 분배하므로 결과적으로 상당히 적은 용량이 필요합니다.

설하 정제는 삼키는 데 문제가 있거나 소화 문제가 있는 사람들에게도 더 나은 형식입니다. 태블렛 은 다소 쓴 맛이 있지만 대부분의 환자는 며칠 사용 후 익숙해집니다.

설하 정제를 올바르게 복용하는 것이 매우 중요하여 다음 절차를 권장합니다.

1. 아침에 일어나서 가장 먼저 물 한 잔을 마십니다 (치아를 닦기 전에, 음료수 마시기 전에, 또는 무엇이든 먹기 전에). 이렇게 하면 정제를 녹이기에 충분한 타액이 생성됩니다.
2. 10 분 동안 기다리십시오.
3. 태블렛을 혀 아래에 조심스럽게 놓습니다. 그것은 아주 빨리 녹을것입니다. 삼키지 마십시오.

4. 적어도 30-45 분 동안 먹거나 마시거나 치아를 닦지 마십시오. 음식이나 액체는 복용량의 일부를 씻어 낼 수 있습니다. 정제 복용 전후 2 시간 동안 담배를 피우거나 씹지 마십시오. 둘 다 입안의 점막이 약물을 제대로 흡수하는 것을 막을 수 있습니다.

시장에는 단순히 용해되기 때문에 설하 정제라고 주장하는 여러 정제가 있습니다. 내가 아는 한, 현재 사용 가능한 유일한 설하 B1 태블릿은 'Superior Source'에서 만든 것입니다. 이 정제는 티아민 질산염에서 합성되며, 경구 투여에는 권장되지 않는다고 설명했지만 소화를 통과하지 않고 경구 티아민보다 훨씬 적은 용량으로 복용하기 때문에 설하로 복용하면 매우 안전합니다.

다양한 형태의 티아민을 판매하는 웹 사이트는 책 뒷면의 '유용한 주소'에서 찾을 수 있습니다.

올바른 복용량은 무엇입니까?

안타깝게도 필요한 복용량이 개인에 따라 다르기 때문에 이 질문에 대한 빠르고 간단한 대답은 드릴 수 없습니다. 체중, 질병의 지속 기간, 증상의 중증도 및 지금까지 알려지지 않은 요인에 의해 영향을받을 수 있습니다. 그러나 B1을 충분히 복용하지 않으면 개선이 없고 너무 많이 복용하면 증상이 일시적으로 악화되지만 B1을 1-2주 동안 중단하고 더 낮은 용량으로 다시 시작하면 신속하게 교정됩니다. 연구원이 개별 투여를 안내하는 구성 요소를 명확히 할 때까지 시행착오를 통해 문제를 해결해야 합니다 그러나 여기서 저의 목표는 올바른 복용량을 더 쉽게 찾을 수 있도록 몇 가지 제안과 지침을 제시하는 것입니다.

어떤 복용량?

티아민의 주사 및 설하 형태의 개선을 일으키는 복용량은 티아민이 경구 형태에서 하는 것만큼 크게 다르지 않은 것으로 보입니다. 주사 및 설하를 위해 아래에서 제안한 것은 사람들이 성공한 최종 용량인 반면, 경구 버전에 대해 제안한 시작 용량은 증상을 모니터링하면서 시작하는 용량입니다.

코스탄티니 의사는 처음에 경구 염산 염에 대한 치료 용량이 2000 mg에서 4000 mg 사이라고 권장했습니다. 그러나 이메일을 통해 전 세계 환자와 함께 일하면서 앵글로색슨 출신 (북유럽 및 미국)과 아프리카인 환자가 이탈리아 환자와 비교하여 동일한 임상 결과에 도달하기 위해 더 적은 용량이 필요하다는 사실을 알게되었습니다. 파킨슨 포럼 (https://healthunlocked.com/cure-parkinsons)에서　사람들이 사용하는 성공적인 복용량의 평균 범위는 1,500 mg에서 2,500 mg 사이 인 것으로 보이지만, 어떤 경우에도 티아민에 알레르기 반응이 없는지 확인하고 저용량이 더 나은지 확인하는 것이 바람직합니다. 실제로 4 장에서 경험을 공유한 두 사람은 긍정적 인 결과를 낳은 경구 용량이 200 mg 미만의 용량이라는 것을 알게되었습니다.

티아민의 각 형태에 대한 제안된 시작 용량 –

주당 2 x 25 mg(또는 1 x 50 mg) 근육내 용액

매일 200mg 경구 티아민 HCL(또는 하루에 두 번 100mg, 아침에 100mg, 점심 시간에 100mg).

매주 월요일, 수요일, 금요일에 설하 B1 1 x 50mg(또는 매일 1 x 25mg)

이들은 어떤 식으로 든 동등한 복용량이 아닙니다. 경구 버전이 사람의 위장 기능과 영양소 흡수 능력에 크게 의존할 때 비교 효능을 제안하는 것은 불가능합니다. 따라서 이는 평가판을 시작할 위치에 대한 제안일 뿐입니다. 어떤 사람들에게는 이러한 저용량조차도 너무 높을 수 있으므로 과다 복용 증상의 가능성에 주의하십시오. 이에 대해서는 나중에 설명합니다. 성공적인 경구 투여 범위는 매우 넓지만(100 mg - 4,000 mg 하루에) 그러나 만족스러운 근육 내 투여량은 주당 1 x 50 mg 또는 2 x 50 mg인 것 같습니다. 지금까지 설하 성공 용량은 거의 수집되지 않았지만 하루 1 x 25 mg 정제는 처음에는 저를 포함한 많은 사람들에게 성공한 것입니다. 하루에 100mg 이상의 정제가 필요할 가능성은 거의 없습니다. 시간이 지남에 따라 과다 복용 증상을 피하기 위해 복용량을 줄여야 했으며 이제는 주당 2 x 12.5 mg의 설하 정제만 복용합니다.

증상 모니터링

올바른 복용량에 도달한 것을 어떻게 알 수 있습니까? 아주 간단하게 증상이 호전될 때입니다. 그러나 개인적인 경험에서 알 수 있듯이 이러한 변화를 놓치기는 매우 쉽습니다. 따라서 개선의 징후를 놓치지 않으려면 아래 모니터링 방법 중 하나 이상을 사용하는 것이 좋습니다.

코스탄티니 의사는 '풀 테스트'로 불리는 것으로 환자의 반응을 테스트하는 것을 좋아했습니다. 이를 수행하기위한 지침은 다음과 같습니다.

1. 피험자는 발을 어깨 너비로 벌리고 눈을 뜨고 편안하게 서 있습니다.
2. 시험관은 피험자 뒤에 서 있습니다.
3. 피험자는 넘어지지 않기 위해 무엇이든 하라는 지시를 받고 넘어지면 시험관이 붙잡을 것이라는 말을 듣습니다.
4. 시험관은 피험자가 균형을 회복할 필요가 있을 만큼 충분한 힘으로 피험자의 어깨를 갑작스럽고 짧게 뒤로 당깁니다. 이 끌어당김이 언제 일어날 지는 피험자에게 알려주지 않습니다.

그런 다음 균형을 회복하는 데 필요한 걸음 수를 세어보세요. 보통 풀 테스트에 대한 반응은 가만히 있거나 넘어지지 않도록 한두 걸음 뒤로 물러납니다. 그러나 파킨슨병 환자는 더 많은 스텝이 필요하거나 낙상예방 도움을 받아야 하는 경우가 많습니다.

코스탄티니 의사는 풀 테스트의 정상화를 올바른 복용량이 발견되었다는 표시로 사용합니다. 풀 테스트가 정상화 되기까지 올바른 용량으로 최대 한달이 걸릴 수 있습니다. 코스탄티니 의사의 의견에 따르면 파킨슨병 약물은 이 풀 테스트 검사에서 개선이 보이지 않았고 B_1 만이 개선이 있었다고 했습니다.

코스탄티니 의사가 다음 제목으로 일부 환자와 함께 풀 테스트를 수행하는 것을 보여주는 짧은 비디오 또는 YouTube를 찾을 수 있습니다:

MARCO P PD 2년 후 TH

https://youtu.be/yyts9USMTos?si=Yz6k72DSoDlcxUWJ

환자 18 PD6 풀 테스트 https://youtu.be/YEejV3NmY98

PZ1 Febbraio https://youtu.be/IPxxkCZJbyo

따라서 B1복용을 시작하는 환자들은 말하기, 걷기, 풀테스트를 하는 모습을 보여주는 '이전' 과 '이후' 비디오를 만드는 것이 좋습니다. 개선은 너무 점진적이어서 함께 사는 사람들조차도 미묘한 변화를 알아차리지 못할 수 있습니다. 비디오는 변화의 정도를 더 오랜 기간동안 당신이 보고 비교할 수있는 기회를 제공해 당신을 종종 놀라게 할 것입니다.

개선을 모니터링하는 또 다른 방법은 '통합 파킨슨병 평가 척도'(UPDRS)라고 하는 설문지를 작성하는 것입니다. 이 것은 다음에서 찾을 수 있습니다 https://www.mdapp.co/unified-parkinson-s-disease-rating-scale-updrs-calculator-523/

이 척도는 환자의 파킨슨병 증상을 측정하는 데 사용되는 평가 도구입니다. 매주 이 작업을 완료하는 것은 변경 사항을 모니터링하는 매우 중요한 방법 중 하나입니다.

단순히 일기를 쓰고 평가할 증상을 선택하는 것도 도움이 될 것입니다. 또는 친구 및 가족, 또는 당신을 자주 보고 당신을 잘 아는 사람에게 당신이 더 좋아 보인다고 생각하는지 알려달라고 요청할 수 있습니다. 개선된 상태를 내가 즉시 인식 가능할 것으로 기대하시지 마십시오. 초기에는 변화가 너무 점진적이고 미묘해서 놓치기 쉽습니다. 그래서 초기 복용량이 당신에게 아무 효과가 없다고 가정하고 너무 빨리 더 높은 용량으로 이동하게 할 수 있습니다.

과다 복용 증상 확인

B1 복용량이 너무 높다는 징후 중 하나는 증상이 악화될 수 있습니다. 처음에 호전되었던 변비가 다시 재발하거나, 어깨가 다시 아프거나, 떨림이 더 심해지거나 아니면 새로운 증상이 나타났을 수도 있습니다.

종종 사람들은 초조함을 느끼거나 설명할 수 없는 불안을 느낀다고 말합니다. 한 사람은 커피를 너무 많이 마실 때 나타나는 증상 같다고 말했습니다. 여러면에서 과소복용과 과다복용으로 인한 신체적 신호를 다음과 같이 설명할 수 있습니다. 얼마전 어린 손자가 태엽 장난감을 가지고 노는 모습을 지켜보고 있었습니다. 와인더를 조금만 돌리면 장난감이 잠깐 움직이다가 멈추었습니다. 그가 더 이상 와인더를 돌릴 수 없을 때까지 와인더를 돌리면 장난감은 미친 듯이 윙윙거리며 모든 에너지가 소진될 때까지 멈출 수 없었습니다. 과소복용과 과다복용은 태엽 장난감의 와인더 돌리기 효과로 쉽게 설명할 수 있습니다!

B1 용량이 너무 높다고 의심되는 경우 즉시 1-2 주 동안 또는 증상이 가라 앉을 때까지 중단한 후 B1을 더 낮은 용량으로 다시 시작하십시오.

인내심을 가지십시오.

개선이 나타나기 위해서는 각 복용량 수준에서 적절한 시간을 허용하는 것이 중요합니다. 어떤 사람들은 변화를 발견하기 전에 적어도 6 주가 걸렸다고 말합니다. 적어도 2 주 동안 각 복용량 수준에 머물러야 하며, 개선이 나타나고 기록될 시간이 있는지 확인하기 위해 4-6 주를 권장합니다. 가벼운 체중이거나 최근에 진단을 받았다면 낮은 복용량에 정착할 가능성이 높습니다. 또는 무거운 체중이거나 증상이 합리적으로 진행된 경우 더 많은 용량이 필요할 수 있습니다. 4 장의 개인 계정을 한 눈에 보면 특히 경구용 티아민 염산염을 사용할 때 사람들이 성공적이라고 판단한 복용량에 상당한 차이가 있음을 알 수 있습니다.

물을 진흙탕으로 만들지 마십시오

여러 가지 유망한 치료법을 동시에 시도하고 싶은 유혹이 종종 있습니다. 당신은 당연히 참을성이 없으며, 당신을 더 좋게 만들 수 있다면 어떤 것이든 상관없다고 느낄 것입니다. 그러나 B1은 올바른 복용량을 찾은 경우에만 유익하기 때문에 증상에 영향을 미치는 것이 무엇인지 명확히 알아야 합니다. 따라서 B1을 테스트 할때 자신에게 맞는 B1 복용량을 정할 때까지 약물을 늘리거나 다른 보충제를 추가하거나 다른 방식으로 변경하지 마십시오.

지속적 유지하기

증상을 개선한 복용량을 찾았을 때, 그 복용량을 유지하고 참을성 있게 기다리십시오. 개선의 절정이 나타나기까지 3 개월에서 6 개월이 걸릴 수 있습니다.

B1에서 휴식하기

자신에게 맞는 복용량을 장기간 사용하는 것과 관련하여 논의해야 할 두 가지 문제가 있습니다.

하나는 짧은 시간 동안 B1에서 휴식을 취하는 것입니다. 특히 근육 주사의 경우, 코스탄티니 의사는 환자의 복용량 이 안정되면 2-3 개월마다 일주일의 휴식을 취하는 것을 권합니다. 이럴 경우 복용량이 너무 높았다면 과다복용 증 상이 사라집니다. 앞서 설명한 과다 복용 증상 중 하나라 도 나타났다면 어떤 형태의 티아민을 복용했던지 증상이 사라질 때까지 B1을 중단하는 것이 좋습니다.

휴식은 얼마나 오래 지속되어야 합니까? B1을 복용함으 로써 얻은 대부분의 증상 개선은 몇 개월의 휴식 기간 동 안에도 지속되지만, 많은 사람들은 매우 짧은 휴식에도 피 로가 다시 오는 것을 알게 됩니다. 따라서 일반적인 지침으 로 증상이 악화되거나 불안 또는 초조함이 느껴지면 B1을 중단하고 피로가 다시 나타나는 즉시 B1을 다시 시작하는 것이 좋습니다. B1의 대부분의 장기 사용자는 과다 투여 또는 과소 투여의 징후를 알게 됩니다.

시간 경과에 따른 복용량 조절

나에게 맞는 복용량을 찾는 유지관리 기간 중 잠시 중단 후 다시 같은 복용량으로 돌아가도 오랜 기간 동안 과다 복용 증상이 다시 나타나지 않을 수 있습니다. 그러나 과 다 복용 증상이 단기간에 다시 발생하면 초기 '나에게 맞 는 복용량'을 재조정해야 할 수도 있습니다. 코스탄티니 의사는 적절한 복용량을 찾으면 복용량을 변경하지 않아 야 효과적이라고 제안했지만 다음 장의 여러 개인적인 이 야기에서 사람들은 이전 혜택을 유지하기 위해 초기 복용 량을 조정해야한다고 이야기합니다.

B1을 복용할 때 레보도파 약물 및 기타 비타민 보충제 복용

티아민은 다른 보충제 및 약물과 함께 안전하게 복용할 수 있습니다. 환자의 정기적인 파킨슨병 약물 치료는 계속되어야하며 실제로 코스탄티니 의사는 티아민이 전통적인 파킨슨병 약물의 효능을 향상시킨다는 사실을 발견했습니다. 코스탄티니 의사에 따르면, 고용량 티아민 요법이 파킨슨 병을 완치하지 않지만 현재 이해되는 바와 같이, 레보도파와 함께 사용하는 공동 보조 치료 방법이며, 전문가가 제안하지 않는 한 파킨슨병 약물의 복용량을 변경해서는 안 됩니다.

코스탄티니 의사는 또한 엽산을 포함한 다른 그룹 B 비타민을 추가할 것을 권장했지만 B1의 올바른 복용량이 발견되기 전에 추가해서는 안 된다고 제안했습니다. 이는 종합비타민 화합물이 비타민 B6를 함유할 수 있고 B6가 말초 탈탄산효소의 촉진제이기 때문입니다. 파킨슨병 환자의 경우 이것은 뇌에 도달하는 레보도파의 양을 방해하여 증상을 악화시킬 수 있습니다. 일반적으로 레보도파 화합물은 이러한 작용의 억제제를 함유하고 있습니다. 그러나 이러한 간섭은 억제제가 있는 경우에도 발생할 수 있기 때문에 최상의 B1 용량이 달성되었는지 여부를 결정할 수 없습니다.

올바른 복용량이 발견되면 코스탄티니 의사는 소량의 마그네슘을 추가할 것을 권장했습니다. 마그네슘은 세포 내부의 티아민 활성화에 필요하며 다양한 효소의 활성에 필요한 보조 인자입니다. 코스탄티니 의사는 서방형 마그네슘 정제(375 mg)를 일주일에 두 번만 복용해야 한다고 제안했습니다 (www.highdosethiamine.org).

올바른 복용량이 발견될 때까지 기다리는 것보다 더 나은 대안은 B1을 시작하기 2-4 주 전에 B 복합체와 마그네슘 복용을 시작하는 것입니다. 이런 식으로 그들의 추가는 최상의 B1 복용량을 찾는 데 영향을 미치지 않습니다.

고용량 티아민의 안전성

고용량의 티아민은 안전하며(Costantini et al 2015), 문헌에는 고용량이나 또는 매우 장기간 투여하더라도 티아민 관련 부작용에 대한 언급은 없습니다. (Smithline et al 2012 및 Meador et al 1993).

무응답자

현재 증상 개선을 초래하는 티아민과 파킨슨병 사이의 상호 작용에 대한 완전한 이해는 존재하지 않습니다. 엄격한 심층 연구를 위한 자금이 조달될 때까지 우리는 이론과 가설로만 제한됩니다. 아마도 파킨슨 병을 앓고 있는 일부 사람들이 고용량 티아민에 대해 좋은 반응을 보이는 이유를 이해할 수 있을 때, 왜 다른 사람들에게는 효과가 없는지 이해할 수 있을 것입니다. 이탈리아 연구팀이 계획한 이중 맹검 시험의 중요한 목표는 시험 후 코호트를 연구하여 바이오마커가 존재하는지 여부를 이해하고 특정 결과로 이어지는 대사 경로를 재구성하는 것입니다.

코스탄티니 의사는 티아민 치료에 반응하지 않은 환자는
없다고   말했습니다.   그러나   파킨슨병   포럼
(www.healthunlocked.com)과 페이스 북 그룹 "파킨슨 병 B1
요법"   (https://www.facebook.com/groups/
parkinsonsb1theraphy/?ref=share) 에는 티아민으로 성공하
지 못한 사람들이 있습니다. 왜 어떤 사람들에게는 B1 요
법이 증상 개선을 가져 오지 않았는지에 대한 이유 몇 가지
제안하고 싶습니다.

천천히 경주에서 승리하십시오

사람들이 흔히 저지르는 실수 중 하나는 개선을 이루고자
하는 열망에 사로잡혀 어떤 용량 수준에서 증상 개선이 나
타날 때까지 시간을 두지 않고 너무 빨리 용량 수준을 바
꾸는 것입니다. 주사 방법을 사용할 때 가능한 효과가 매
우 빠르게 나타날 수 있지만 경구 및 설하 투여 형태로는
몇 개월이 걸릴 수 있습니다. 다음 복용량으로 늘리기 전
에 수준을 철저히 테스트하기 위해 6주 동안 각 복용량을
유지하는 것이 좋습니다.

증상 변화 인식 않될때

일부 사람들은 초기 증상이 미묘하게 변화한 것을 인지하
지 못하고 개선이 없다고 생각하여 더 높은 용량으로 이동
하기 때문에 개선 효과를 놓칠 수도 있습니다. 처음에는
나도 몰랐던 것처럼 종종 사람들은 변경 사항을 스스로 알
아 차리지 못합니다. 종종 배우자나 친구가 변화를 먼저
알아차립니다.

코스탄티니 의사는 환자들의 큰 변화를 볼 수 있었지만 그들이 변화가 거의 없다고 말했을 때 실망했습니다. 그는 방문할 때마다 각 환자의 떨림, 걷기 및 잡아당김 테스트에 대한 짧은 비디오를 만들어 다음 방문 시 비교할수있도록 이전 비디오를 보여주었습니다. 한 환자는 1년 후에 비디오를 검토했을 때 자신의 눈을 믿을 수 없었고 그렇게 많이 개선되었다는 것을 깨닫지 못했다고 말했습니다.

잘못된 관리

B1의 설하 형태에서 자주 발생하는 한 가지 문제는 정제가 올바르게 복용되지 않는다는 것입니다. 나는 그것을 씹거나 삼키고 또한 용해된 정제를 뱉어 낸 사람들을 보았습니다! 위의 지침에서 설명했듯이 태블릿을 혀 아래에 놓고 용해되고 피부를 통과하여 혈류로 들어갈 충분한 시간을 주어야합니다. 이렇게 할 수 있을 때까지 삼키지 않도록 모든 노력을 기울여야 하며, 용해된 정제는 절대 뱉어내지 않아야 합니다!

언제 복용량 증가를 중단해야 할까요?

어떤 사람들은 작은 개선을 알아차리고 더 많은 티아민을 섭취하면 더 큰 개선을 볼 수 있다고 생각합니다. 하지만 증상이 회복된 후 복용량을 늘리면 과다 복용을 일으켜 증상이 악화될 수 있습니다.

악화되는 증상을 잘못 해석할 수 있음

올바른 B1 복용량을 찾으려고 할 때 사람들은 악화되는 증상의 원인을 잘못 해석할 수 있습니다. 첫째, 그들은 더 많은 양의 B1이 필요하다고 생각할 수 있습니다. 우리는 증상이 악화될 때 약물 복용량을 늘리는 데 익숙합니다. 우리는 파킨슨 병 약물도 두통이있을 때 같은 원칙을 채택합니다. 그러나 B1 투여는 그런 식으로 작동하지 않습니다. 많을수록 좋은 것은 아닙니다. 악화되는 증상은 과다 복용의 징후 일 수 있으므로 복용량을 줄이거나 휴식이 필요합니다. 둘째, 사람들은 악화되는 증상을 B1과 연결하지 않고 대신 파킨슨 병의 자연적인 진행 탓이라 파킨슨병 약물을 늘려야 한다고 생각합니다. 사실, 코스탄티니 의사는 환자가 티아민의 정확한 복용량을 확립하고 매우 좋은 풀 테스트 반응과 매우 좋은 증상 감소로 안정적이면 이 환자는 레보도파와 같은 다른 파킨슨 약물을 늘릴 필요가 없다고 믿었습니다. 따라서 B1을 복용할 때 증상이 악화되면 먼저 B1 과다 복용을 의심하고 1-2 주 동안 복용을 중단하여 증상이 호전되는지 확인하십시오.

위장 기능 장애

2 장에서 나는 위장 기능 장애가 파킨슨 병 환자에게 혼하며 이것이 잠재적으로 치료적 개입에 영향을 미칠 수 있음을 시사하는 연구에 대해 언급했습니다 (Pfeiffer 2003). 나이 역시 장의 티아민 흡수력에 영향을 미칠 수 있습니다 (Baum & Iber 1984, Baker et al 1980). 따라서 일부 사람들에게는 경구용 티아민의 효과를 감소시킬 수 있으며 이러한 사람들은 주사 또는 설하 정제로 더 나은 효과를 거둘 수 있습니다.

기타 영양소

영양학자 엘리엇 오버턴(Elliot Overton)은 나의 개인 이메일에서 일부 B₁ '무반응자'가 다른 영양소에 충분한 주의를 기울이지 않을 수 있다고 제안했습니다. 그는 많은 경우 티아민을 메가 투여할 때 다른 보조 인자를 지원하지 않으면 견딜 수 없거나 심지어 효과가 없을 수 있다고 생각했습니다. 티아민에 대한 연구로 유명한 데릭 론스데일(Derrick Lonsdale) 의사도 이 접근법을 지지합니다. 영양학자 오버턴에 따르면 고용량의 티아민을 섭취할 때 결핍되는 것으로 명명한 다른 영양소는 마그네슘, 때때로 칼륨, 리보플라빈 및 기타 비타민B입니다. 코스탄티니 의사는 또한 그의 프로토콜에 다른 영양소를 포함시켰지만 보다 보수적인 접근 방식을 취하여 환자들에게 B₁ 주사를 맞은 날에 소량의 다른 비타민 B를 제공했습니다. 그는 또한 저용량의 마그네슘(375mg 연장 방출 정제 일주일에 두 번)을 올바른 티아민 복용량이 확립되었을 때 복용할 것을 권장했습니다.

결론

나는 이 장을 4가지 스텝으로 간결하게 끝내고 싶었습니다. 그러나 프로토콜의 모든 단계에 대해 이해해야 할 것이 너무 많기 때문에 충분히 설명하지 못하면 혼란과 오해를 초래할 수 있습니다. 따라서 이 장은 반드시 읽어야 하며, 치료를 시작하기 위해 수행해야 하는 간단한 지침은 다음과 같습니다.

- 사용하려는 티아민의 형태를 선택하고 구매함.
- 모니터링 장비 수집 - 비디오 제작, UPDRS 작성, 일기 시작.

- 어떤 복용량으로 시작할지 결정함.
- 모니터, 모니터, 모니터.

4. 경험담

이 책을 쓰는 동안 나는 이 치료법을 채택한 파킨슨 병 환
자들에게 그들의 경험에 대해 글을 쓰도록 권유했으며, 이
장에서는 대답 한 사람들 중 일부의 이야기를 소개합니다.
물론 그들이 사용한 티아민의 형태, 경험 또는 용량으로
B1을 복용하는 모든 사람의 복용량을 대표하지는 않습니
다. 나는 많은 사람들이 그들의 필요에 의해서 파킨슨병
치료법에 대해 잘 알고 있는 의료전문가의 조언이나 지도
없이 스스로 알아서 체험을 했음을 강조합니다. 이 이야기
는 경험담입니다. 그리고 소개하는 경험담이 반드시 치료
에 접근하는 이상적인 방법을 나타내는 것도 아닙니다. 그
러나 우리는 다른 사람들의 경험을 통해 배울 수도 있고
그들로부터 정보, 확신, 지침, 아이디어, 영감 등을 얻을 수
있기 때문에 여기에 포함시켰습니다.

더 쉽게 참조할 수 있도록 계정에 번호가 있습니다. 계정
번호의 순서는 수집되어진 순서이고 다른 의미는 없습니
다. 경험담들은 2021년 10월과 2022년 1월 사이에 수집되

었습니다. 코스탄티니 의사가 이탈리아에 기반을 두고 있었지만 그의 죽음 이후에도 그의 치료법으로 도움을 받은 사례를 호주, 덴마크, 프랑스, 뉴질랜드, 스웨덴, 스위스, 필리핀, 영국 및 미국에서 이곳으로 글로 알려주는 것은 생각만해도 놀라운 일입니다.

거의 대부분 이야기는 경구용 티아민 염산염을 복용하는 사람들로부터 나온 것입니다. 이는 경구용 티아민이 다른 형태의 티아민보다 더 효과적이기 때문이 아니라, 주사가 많은 사람들의 선택 사항이 아니었고 B1 염산염을 쉽게 구할 수 있어 가장 널리 사용이 되었기 때문입니다. 1장의 내 이야기는 설하 티아민에 대한 나의 경험에 관한 것입니다. 최근에, 나는 페이스 북과 파킨슨 병 포럼에 티아민의 설하 버전을 사용하는 것에 대해 글을 올렸고, 그 결과 더 많은 사람들이 이 형태를 사용하기 시작했습니다 (# 22, # 25). 주사를 사용하는 사람의 이야기가 하나 있습니다 (# 13). 그리고 어느 사람의 남편이 저용량의 경구 티아민 염산임에서도 과다 복용 증상을 보였지만 결국 저용량의 경구 티아민 질산염으로 성공을 거둔 사람의 설명도 있습니다 (# 27). 여기 계정의 작성자들은 B1을 복용한 기간에 큰 차이가 있으며, 한 사람은 6년 동안 B1을 복용한 반면 다른 사람들은 단 몇 주 만에 초기 개선의 흥분을 나누고 있습니다.

그들의 계정에서 사람들은 티아민의 영향을 받은 다양한 증상을 나열합니다. 책 뒷부분의 부록 1에서 티아민 사용자가 파킨슨 포럼 (https://healthunlocked.-com/cure/parkinsons)에 보낸 증상 개선에 대한 전체 목록을 읽을 수 있습니다.

이 기록에서 두 가지가 눈에 띕니다. 사람들은 자신의 건강을 개선할 무언가를 찾으려고 노력하고 실패하고 다시 시도하는 결단력과 자신의 개선 사항을 설명할 때 나타내는 기쁨과 감사입니다.

#1 미국 오레곤의 Anya는 다음과 같이 썼습니다...

내 증상은 2011년에 신발을 신는 동안 피로와 왼발의 불편함으로 시작되었습니다. 2012년 초에 왼쪽 다리 끌림이 하이킹 활동을 방해했고, 얼마 지나지 않아 발가락이 말리는 고통과 같은 발의 발가락에 가벼운 경련이 뒤따랐습니다. 그 당시 나는 부모님을 돌보느라 너무 바빴기 때문에 더 이상 기능을 할 수 없을 때까지 미루었습니다. 2015년에 진단을 받았을 때, 나는 대부분의 날을 자고 있었고 걸을 때는 지팡이 하나 또는 두개가 필요했습니다.

나는 2017년에 Health Unlocked (Parkinson's Forum - https://healthunlocked.com/cure-parkinsons)를 우연히 발견하고 고용량 티아민 요법을 시도하기로 결정했습니다. 나는 첫 달 안에 개선이 나타난 걸 알았습니다. 기력이 회복되기 시작했고, 발가락 컬링이 줄어들었으며, 지팡이 없이도 쉽게 걸을 수 있었습니다. 몇 달 후 다리 끌림이 사라졌습니다 (많이 피곤할 때 다시 나타납니다). 여전히 떨림이 있지만 B1 덕분에 삶이 크게 개선되었습니다. 나는 거의 4년 동안 이것을 사용해왔습니다.

나의 시작 복용량은 매일 500 mg이었습니다. 10일마다 3-5 g으로 정착할 때까지 500 mg씩 증가했습니다. 나는 약 18

개월 동안 그 복용량을 잘 유지했는데 그 후 증상이 악화
되었습니다. 그래서 나는B1(티아민)을 매일 1000 mg으로
줄이고 근육 경련을 예방하기 위해 마그네슘을 추가했습
니다. 레보도파에 대한 나의 필요성은 감소하지 않았지만
3년반 동안 증가하지도 않았습니다.

나는 활동적이고 독립적인 삶을 살고 있습니다. B1이 없
었다면 지금쯤 휠체어를 타고 있을 것입니다.

#2 영국의 Kia는 다음과 같이 썼습니다...

나는 부작용 없이 거의 4년 4개월 동안 B1(매일 3 g을 분할
용량으로)을 복용해 왔습니다. 거의 모든 비운동 증상은
B1을 시작한 후 처음 몇 달 이내에 사라졌습니다. 나는 경
직이 심했고 B1은 내 근긴장이상을 완전히 해결할 수 없
어서 저용량의 시네멧(Sinemet)과 근긴장이상 회복 훈련
을 시작했습니다.

#3 미국 플로리다의 Bob은 다음과 같이 썼습니다...

나는 여전히 B1을 사용하지만 아주 밤과 낮 같은 차이는
아닙니다. 나의 병 진행은 원래 그리 빨리 진전되지 않았
고 부작용도 없었지만 내가 얻는 이점은 진행 속도를 늦추
고 레보도파 부작용을 예방하는 데 더 있다고 생각합니다.
다시 말해서 예방적 유지 관리를 위해 복용한다고 말할 수
있습니다. 참고로 말씀드리자면

하루에 2000 mg을 복용하지만 최적의 복용량을 찾기 위해 코스탄티니 의사와 협력하는 동안 1000 mg에서 4000 mg 까지 다양했습니다. 나는 좋은 의사의 지시에 따라 몇 달 마다 한 달씩 휴식을 취합니다.

#4 미국의 Jay는 다음과 같이 썼습니다...

나는 2018년 3월부터 중단없이 고용량 티아민을 복용하고 있습니다. 처음 1~2주 안에 나는 한동안 부진하고 변비를 겪었던 장 연동 운동이 정상으로 돌아오는 것을 발견했습니다. 세 번째와 네 번째 달 사이에 나는 떨림과 운동 장애에서 눈에 띄는 개선을 경험했습니다. 이러한 개선 사항은 현재까지 유지됩니다.

더 높은 복용량을 시작한 후, 나는 하루에 두 번 500 mg을 복용하기로 결정했습니다. 얼마 전에 나는 그 복용량을 하루에 한 번 500 mg으로 줄였습니다.

#5 영국의 Roger는 다음과 같이 썼습니다...

휴식을 취할 때 얼어붙은 에피소드, 떨림 및 심각한 다리 경련으로 신경과 전문의에게 갔을 때 (이전에 말초 신경 병증으로 진단받았음) 신경과 전문의는 파킨슨 병이 아니라 신경 학적 운동 장애라며 치료를 제공하지 않았습니다. 증상이 점점 악화되고 이것이 내 인생을 변화시킬 것이라는 것을 알았기 때문에 나는 스스로 조사하기로 결정했습니다. 나는 Health Unlocked를 통해 코스탄티니 의사와 그의 추종자들을 알게되었고 고용량 비타민 B1을 권장하는 것을 보았습니다. 나는 매우 회의적이었지만 고용량을 복용하는 것이 위험하지 않다는 것을 확인한 후 그것을 시도해 보려고 생각했습니다. 나는 아마존에서 솔가(Solgar) 비타민 B1을 사서 하루에 4 g (4000 mg)을 복용하기 시작했습니다. B1을 복용하기 전에는 증상이 매일 발생했지만 2 주 이내에 동결 에피소드가 멈추고 떨림과 경련이 경미한 문제로 크게 감소했습니다. 나는 여전히 비타민 복용이 그렇게 큰 영향을 미칠 수 있다고 믿지 않았기 때문에 비타민 복용을 중단했습니다. 며칠 후 증상이 서서히 다시와서 14 개월 동안 매일 고용량을 복용했습니다. 이 기간 동안나는 매우 가벼운 떨림과 경련을 겪었습니다. 그러나14 개월 후에 증상이 악화되기 시작했기 때문에 코스탄티니 그룹에 문의했고 지금은 비타민을 거의 복용하지 않을 정도로 복용량을 점차 줄이니까 병증상이 다시와서 나는 이제 어떻게 해야 할지 잘 모르겠지만 증상이 없는 2 년을 달성했으며 이것은 기적이었습니다. 나는 이것이 모든 사람에게 효과가 있다고 할 수는 없지만 시도해 볼 가치가 있다고 봅니다.

#6 미국 네브래스카의 Carol은 다음과 같이 썼습니다...

나는 2019년 1월에 B1복용을 시작했습니다. 나는 코스탄티니 의사가 병에 걸리기 전에 서신을 주고받았습니다. 그는 1000 mg으로 시작하라고 했고 결과 나는 심한 불안과 초조함을 느꼈습니다. 그는 500 mg으로 줄이라고 했습니다. 그러나 증상은 여전히 좋아지지 않았습니다. 그런 다음 그는 병에 걸려 더 이상 답을 줄 수 없었습니다. 나는 100 mg으로 줄였고 그 이후로 그 복용량을 유지했습니다. 나는 200 mg을 여러 번 시도했지만 항상 100 mg으로 돌아

갔습니다. 후각이 돌아오고 균형이 좋아졌으며 손글씨가 정상으로 돌아왔습니다.

#7 미국의 존은 다음과 같이 썼습니다...

나는 1년 전 진단을 받은 후 2018년 3월에 고용량 티아민 복용을 시작했습니다. 나는 그것을 믿지 않았지만 절박한 마음에 시도해 봤습니다. 그것은 내 모든 비운동 장애 증상을 해결했습니다. 한 달 후에 개선을 느꼈고 3개월 후에도 계속 효과가 일정했습니다. 나는 하루에 2 g, 오전 8시에 1 g, 오후 2시에 1 g으로 시작했습니다. 한 번은 하루에 4 g을 시도했다가 혈압이 비정상으로 됐습니다. (전에는 혈압 문제가 없었습니다).

지금은 나는 용량을 줄여 약 2년 동안 점심 식사 후에 1 g을 복용하고 있습니다. 나는 솔가(Solgar)정제를 사용할때 초콜릿과 함께 씹습니다. 나는 또한 비타 코스트(Vitacost)캡슐을 시도했지만 그것을 삼키는 것을 좋아하지 않습니다.

나는 2018년에 모든 걸 포기할 지경에 이르렀었으나 고용량 티아민 덕분으로 지금 여전히 일하고 있습니다.

#8 영국의 Lynn이 다음과 같이 썼습니다...

우리 엄마는 10주 동안 B1을 복용하던 중 어제는 큰 차이가 있었습니다! 엄마가 소파 한가운데에서 한 번에 일어나

셨어요. 엄마는 에너지가 넘쳐 보였고 그 전날 기분이 정말 좋았고 훨씬 쉽게 걸을 수 있었다고 말했습니다. 엄마는 하루에 2번 500 mg을 복용하고 있습니다.

#9 미국 뉴햄프셔의 Deb은 다음과 같이 썼습니다...

내 이름은 Deb이고 2015년 57세의 나이로 진단을 받은 파킨슨병 환자입니다. 내 증상은 망치 발가락으로 시작되어 너무 많은 손상을 일으켜 마침내 3개의 발가락에 나사를 삽입하기 전에 여러 번의 수술이 필요했습니다. 파킨슨병은 빠르게 진행되었고 몇 년 안에 나는 도움 없이는 걷거나 설 수 없었고, 운전을 할 수 없었고, 간신히 옷만 입을 수 있었고 샤워만 해도 지쳤습니다. 시네멧(Sinemet)을 포함한 모든 종류의 파킨슨 치료제는 나쁜 부작용을 일으켰습니다. 2018년 12월 운동 장애 전문의와의 마지막 약속에서 DBS (Deep Brain Stimulation) 뇌 수술이 유일한 선택이며 승인 절차를 시작할 예정이라는 말을 들었습니다.

공황 상태에서 나는 다른 옵션에 대한 온라인 검색을 강화했고, 고용량 티아민 치료에 대해 논의하고 있던 FaceBook 그룹 (Parkinson's Disease Fighters United)을 우연히 발견했고 회원들은 파킨슨병 증상이 크게 감소했다고 보고했습니다. 그리고 치료법은 저렴하고 위험이 낮았으며 의사의 예약이 필요하지 않았습니다! 니는 당연하게 티아민 염산염을 온라인으로 신속하게 주문했습니다.

나는 즉시 하루에 2000 mg으로 시작했고 3일 이내에 균형이 개선되었습니다. 일주일도 채 안 되어 더 이상 보행기가 필요하지 않았습니다. 나는 더 많은 에너지를 얻었고 매일 내 능력에 더 자신감을 갖게 되었습니다. 3 주 안에 다시 운전할수 있었고 요가 수업에도 다시 갈수있었습니다. 나는 내 인생을 되찾았습니다! 나는 파킨슨 병을 완치하지는 못했지만 삶의 질이 엄청나게 향상되었습니다. 이 치료법은 완치법이 아니지만 질병과 함께 사는 것을 훨씬 쉽게 만듭니다. 그리고 뇌 수술보다 비타민을 선택한 것은 내가 내린 최고의 결정 중 하나였습니다.

나는 2019년 초에 B1을 복용하기 시작했습니다. 나는 다른 복용량을 체험하는 중 하루에 3000 mg 만큼 높은 복용량을 시도했고(너무 초조하게 했습니다) 그후 약 6개월 동안 하루에 1000 mg만 복용했습니다. 최근에는 하루에 2000 mg으로 다시 높였는데, 이는 나에게 가장 적합한 것 같습니다.

B1 없이 어떻게 가능할 수 있을지 알아보기 위해 18개월 후 30일 휴식을 취했습니다. 나는 약 3 주 동안 괜찮았지만 부자연스러운 발거름, 불안정한 균형 및 약간 떨리는 등의 파킨슨 증상이 다시 나타나기 시작했습니다. 4 주 될무렵 파킨슨 증상이 악화되어 하루에 2000 mg을 다시 복용했고 며칠 만에 다시 괜찮아졌습니다.

10 필리핀의 마리아가 다음과 같이 썼습니다...

나는 하루에 2000 mg의 B1을 섭취합니다. 그것은 진정한 삶의 변화를 주었습니다. 나는 이상 통증, 균형 문제, 변비, 뇌 안개 또는 무표정한 얼굴이 없어졌습니다. 나는 손글씨도 잘 써지고, 이제 침대에서 돌아누울 수 있고, 양치질을 할 수 있으며, 몇 가지 다른 증상도 사라지거나 개선되었습니다. 가장 좋은 점은 이제 '파킨슨 약기운 떨어진' 시간에도 기능을 할 수 있다는 것입니다.

#11 미국의 Barbara가 다음과 같이 썼습니다...

나는 2021년 6월에 진단을 받았습니다. 돌이켜보면 12년 정도 고생한 것 같아요. 12년 전, 나는 양쪽 무릎을 교체했습니다. 그러다가 올해는 양쪽 무릎 재수술을 받았습니다. 또한 올해 대퇴사두근 치료가 필요한 낙상을 겪었습니다. 이 모든 문제를 뻣뻣해진 무릎 탓으로만 생각했지 아마도 파킨슨병 때문이라고 생각하지 않았습니다. 나는 내 목소리를 잃거나 아니면 매우 긁힌 목소리가 나는 문제가 있었고 12년 전쯤 후각 마저도 잃었습니다.

나는 약 3주 전에 티아민 요법을 시작했고 즉시 긍정적인 결과를 느꼈습니다. 나는 성인이 되고나서 내내 우울증에 시달려 항우울제로 치료를 받았었는데 티아민을 복용한 다음 날 아침에는 즉시 몸이 가벼워지고 덜 무감각해진 것을 느낄 수 있었습니다. 뻣뻣함이 많이 줄어들었고 때때로 파킨슨병에 걸렸다는 사실을 잊어버릴 정도였습니다.

나는 500 mg을 복용하는 것으로 시작하여 3500 mg에 도달할 때까지 격일로 500 mg씩 늘렸습니다. 그 시점에서 통증과 뻣뻣함이 증가하여 하루 3000 mg으로 줄였습니다. 나는 대부분의 사람들보다 복용량을 빨리 늘렸지만 나한테 잘 맞는 것 같습니다.

#12 미국의 Carla가 다음과 같이 썼습니다...

나는 은퇴한 중환자실 간호사입니다. 나는 이러한 "우연한" 치료법에 대해 가장 회의적인 사람입니다 하지만 나에게 B1은 축복이었습니다. 나는 실제로 2016 년에 진단을 받았지만 적어도 이미 5 년 전에 증상이 있었습니다. 전형적인 간호사로서 내 마음 속 깊은 곳에는 파킨슨병일지도 모른다는 생각이 들었지만 믿고 싶지 않아서 증상을 무시하고 있었습니다. 티아민 복용 후 움직임이 크게 향상되었으며 양치질, 샤워, 요리, 운전 등과 같은 활동이 향상되었습니다. 양팔과 손을 모두 사용하여 머리를 감을 수 있다는 것은 대단한 의미를 주었습니다. 고용량 티아민 복용 전에 오른팔과 손은 거의 기능하지 않았습니다. 나의 기능은 왼쪽이 지배적입니다. 그러나 더 이상 오른발을 끌지 않고 에너지도 많아졌습니다. 나는 100%는 아니지만 확실히 훨씬 나아졌고 내 얼굴에 큰 미소를 지으며 언제든지 B1을 복용할 것입니다. 나는 "할머니가 흔들린다"거나 "할머니는 파킨슨 병 때문에 이런저런 일을 할 수 없다"는 소리 듣지 않고 손녀와 함께 책을 읽고 게임을 하면서 하루를 보낼 수 있습니다. 나는 내 개인적인 결과에 대해 측량할 수 없을 정도로 감격합니다. 그리고 나는 이 놀라운 결과와 이 모든 것을 공유해 준 이 친절한 의사에게 영원히 감사드립니다.

#13 이탈리아의 Giorgio는 다음과 같이 썼습니다...

나는 파킨슨병 진단을 받은 후 2009년에 왼팔에 첫 번째 떨림이 있었지만 이미 이전에 경미한 에피소드도 있었습니다. 증상은 수 년에 걸쳐 계속 악화되었습니다. 그런 다음

2013~2014 년에 팔의 떨림이 계속되었고, 항상 피곤했고, 일하기 힘들었고, 목 통증, 약간의 좌골 신경통, 뻣뻣한 근육 및 경직된 얼굴표정이 있었습니다. 그러나 비 운동 증상으로 인해 나타나는 변비, 잦은 구토, 현기증, 열공 탈장으로 인한 식도의 연소 같은 증상을 파킨슨 병에 기인하지 않았습니다. 그래서 2014년까지 신경과 전문의에게 가지 않았습니다.

나의 첫 번째 신경과 전문의는 뇌 MRI, 혈액 검사 및 Dat 스캔의 세 가지 검사를 했습니다. 나의 Dat 스캔은 건강한 사람의 스캔과 같지 않았습니다. 이 시점에서 나는 웹에서 코스탄티니 의사의 비디오를 보았고 고용량의 티아민 염산염을 사용하는 것을 읽었고 이것을 똑똑한 가정의에게 알려드렸습니다. 그는 비디오를 보고 그것이 의미하는 바를 빨리 깨달았습니다. 그는 내가 "파킨슨병을 앓고 있는 당신의 입장이 라면 큰 부작용 없이 효과가 있고 약속한 대로 작동하는지 확인하기 위해 즉시 이와 같은 것을 시도할 것이고 이 신경과 전문의에게 가서 그가 말하는 것을 따르라" 고 말했습니다. 그는 나에게 티아민 염산염 100 mg을 6회 맞을 것을 주고 두드러기나 알레르기 반응을 조심하면서 일주일에 두 번 주사하라고 말했습니다. 나는 의사를 만나기 전에 이미 며칠 동안 경구 용 티아민 염산염을 복용했지만 첫 번째 주사 후 근육 경직이 녹기 시작했고 두 번째 주사 후에는 더 많이 녹기 시작했습니다. 주사 후 가장 눈에 띄는 증가는 처음 몇 주 동안입니다. 그 이유는 에너지가 회복되니 더 많이 움직이게 되고, 더 명랑해졌습니다. 신체적 기능 개선이 기분 개선으로 연결되는 마치 나선형 구조처럼 촉발되었기 때문입니다.

주치의의 조언에 따라 코스탄티니 의사에게 전화를 걸었습니다. 놀랍게도 그는 직접 받았고 그의 사무실에서 약속을 잡으라 하여 약 한 달 후에 나는 그와 상의하여 전체 UPDRS 테스트를 받았으며 그는 시간이 지남에 따라 진행 상황을 문서화하는 데 도움이 되는 짧은 비디오를 만들었습니다.

그것은 2015년 9월이었고 그 이후로 6년 동안 나는 거의 매주 티아민 염산염을 2~3회 100 mg 근육 주사를 받았는데 가끔 저녁에 약간의 어려움과 안절부절 못함을 겪는 것 외에는 부작용이 없었고 몇 번의 주사를 건너 뛰면 부작용은 빠르게 해결됩니다. B1은 고정 용량이 의미가 없습니다. 때로는 일주일 동안 휴식을 취하고 때로는 일주일에 세 번 주사할 필요성을 느낍니다. 그것은 당신이 그것을 사용하면서 배우는 것입니다. 나는 피곤함, 초조함, 수면 부족의 세 가지 증상에 대해 스스로 조절합니다. 기본 용량은 일주일에 두 번 100 mg으로 유지합니다.

코스탄티니 의사는 티아민 염산염을 사용하는 내 치료에 레보도파를 추가하여 레보도파가 질병에서 살아남은 나머지 뇌 세포의 도파민 생산 감소를 돕는 데 보완적이고 필요하다고 설명했습니다. 살아남은 뇌 세포는 부분적으로 건강하고, 부분적으로 죽어 가고, 일부는 점차적으로 죽음에 가깝습니다. 티아민은 이 마지막 두 가지 범주를 에너지 수준에서 돕고, 이것은 개선을 설명합니다, 그러나 그것은 완치법이 아닙니다. 이것은 그가 말한 것의 단순화일 뿐이며 이것을 나에게 더 설명하기 위해 그는 몇 가지 스케치를 만들었습니다.

6 년 차 나는 밤에 조금 더 뻣뻣 해졌고 UPDRS 점수에 몇 점을 추가했지만 티아민을 멈추자마자 즉시 근육 강도의 차이를 느끼고 레보도파는 덜 기능적이라 B1 없으면 않됩니다.

나는 2년반 동안 안토니오 코스탄티니 의사를 4 번 보았습니다. 그는 훌륭한 전문가였으며 아픈 사람을 아주 잘 알고 있었기 때문에 즉시 당신의 상태를 이해했습니다. 그는 당신을 치료해야 할 몸이 아니라 도와야 할 사람으로 대했습니다. 코스탄티니 의사는 매우 긍정적이었고 이 치료법을 발견한 후 그것을 사용하고 가능한 한 많이 알리고 싶어했습니다. 환자가 다음 번 진료에서 나처럼 나아졌을 때 그는 매우 기뻐했습니다. 그의 기본 동기는 환자에 대한 의무감과 도움이었다고 생각합니다. 나는 항상 그를 방문할 때마다 큰 희망과 열정을 가지고 나오며, 내가 더 나빠지지 않을 것이라고 확신하고 거의 그렇게 되었습니다. 안토니오 코스탄티니 의사와 그의 직원들에게 진심으로 감사드립니다.

#14 미국의 Larry는 다음과 같이 썼습니다...

코스탄티니 의사는 나의 B1 경험에서 배려심 있고 놀라운 멘토라는 것을 알았습니다. 그는 항상 이탈리아에서 4-6 시간 이내에 이메일 답장을 보내주었습니다. B1 치료가 자리를 잡는 데 약 4-5주가 걸렸습니다. 나의 아이들이 "파킨슨병을 어떻게 고쳤어요?" 라고 물었을 때가 4-5년 전이었던 것 같습니다. 최근에 B1 공급을 받을 수 없었고 오른손 떨림이 재발했습니다. 비타 코스트(Vitacost)의 공급망

이 수정되면 이전 상태를 되찾을겁니다. 나는 캡슐만 견딜
수 있습니다.

#15 프랑스의 Robert는 다음과 같이 썼습니다...

내 파킨슨병은 조금 이상하게 느껴집니다. 방광을 여러 번
수술한 후 모든 증상이 한꺼번에 나타난 것 같습니다. 의
사들은 파킨슨 증상과 수술이 연관성이 있다는 것을 부인
하지만 나는 의심이 듭니다. 어쨌든, 나는 당신이 생각할
수 있는 거의 모든 증상을 가지고 있습니다 - 자세, 근육통,
발 질질 끌림, 무표정한 얼굴, 내 작은 세계에서의 고립, 손
떨림, 말하기 어려움 등입니다.

나는 B1을 발견했고 지난 2 년 동안 하루에 3000 mg을 복
용했습니다. 참으로 놀라운 변화입니다! 나는 분명히 파
킨슨 병을 앓고 있다는 것을 알고 있지만 개선이 엄청납니
다.

내 프랑스 신경과 전문의는 지난 2년간 검사에서 아무런
저하가 나타나지 않았음에도 불구하고 B1 때문이라고 믿
지 않습니다.

나는 B1 프로토콜을 고안한 팀원 중 한 명을 만나기 위해
이탈리아에 갔었고 앞으로 일년에 한 번씩 그곳에 갈 계획
입니다.

나의 말하기는 완벽하지는 않지만(때에 따라 다름) 안정적인 상황에서는 괜찮아집니다.

#16 프랑스의 Alayne은 다음과 같이 썼습니다...

나는 2015년 11월 30일 아무런 예고도 없이 54세의 나이로 파킨슨병 진단을 받았습니다. 나는 말할만한 증상도 없었습니다다. 나는 갑상선 기능이 약해서 체중이 늘고 약간 뻣뻣 해지고 속도가 느려졌습니다. (흔한 파킨슨병 증상이었죠). 나는 요양원에서 일했고 파킨슨병을 앓고 있는 고객이 있었기 때문에 병에 대해 어느정도는 알고 있었지만 내 고객은 모두 70대 이상이었기 때문에 때때로 파킨슨병 때문인지 아니면 나이 때문에 느린지 구분하기 어려웠습니다.

나는 바쁘고 빨리 돌아가는 나의 생활을 바꾸기로 결심했습니다. 나는 나이가 많고 일상 생활에 도움이 필요한 많은 환자들보다 더 아팠기 때문에 내 직업을 그만두어야 했습니다. 2016년 9월에 나는 세 아들과 함께 살았던 런던에서 이사했고, 내 수입을 위해 프랑스 시골에 휴가용 주택이 있는 집을 샀고, 아들들을 남겨두고 생애 처음으로 혼자 살게 되었습니다! 시골의 한적함은 나에게 잘 맞았습니다. 시골 생활을 시작하기 6 개월 전 체중이 약 28 파운드 감소해서 나는 달리기를 다시 시작했습니다. 시골 생활은 매우 육체적이었고 더구나 개를 두 마리 키우고 있어, 비가 오나 눈이 오나 하루에 두 번 산책을 시켜야 했습니다. 가꾸어야 할 넓은 정원이 있고, 과일과 채소를 직접 재배하며, 겨울에는 난로에 쓸 나무를 자릅니다. 여름철에는 수영장을 깨끗이 청소해서 수영도 합니다.

진단 후 5분 이내에 파킨슨병 약을 처방받았지만 필요할 때까지 기다리기로 했습니다. 나는 2016년 4월 아질렉트 (Azilect)가 뇌를 보호하니 복용하라고 해서 시작했습니다. 2018년 5월 나는 코스탄티니 의사의 티아민 연구에 대해 읽었고 그의 비디오 중 일부를 보았습니다. 환자들의 증상이 개선된 것을 보는 것은 매우 놀라운 일이었고 나는 그것을 보면서 눈물을 흘렸습니다.

B1에 대한 연구의 일환으로 도움이 될 것 같아 걷고 말하는 모습을 동영상으로 만들었습니다. 나는 필요할 때 다시 참조할 수 있도록 아픔/통증/어려움을 세세하게 기록했고 정기적으로 일기 항목을 업데이트하여 나의 개선 사항을 판단하는데 도움이 되도록 했습니다. 나는 코스탄티니 의사에게 이메일을 보냈고 그는 내 복용량 조절 등을 도와주었습니다. 나는 하루에 두 번 1500 mg에 도달하려는 의도로 하루에 두 번 500 mg부터 복용을 시작했습니다 - 이것은 의사가 다른 환자들에게 투여한 복용량이었습니다.

나는 거의 즉시 개선이 나타나서 아주 좋아했습니다. 심지어 내가 코스탄티니 의사한테 새로운 비디오를 보냈을 때 그는 내가 포커 페이스가 없어졌다고 말했습니다. 그리고 나는 더 젊어 보였고 그것은 내 사기진작에 큰 도움이 되었습니다. 그러나 이 증상은 좋아졌다 나빠지곤 했습니다. 복용량을 제대로 맞출 수 없었습니다. 나는 해독을 위해 며칠 또는 일주일 동안 멈추곤 했습니다. 복용을 다시 시작하면 놀랍게도 항상 경직되어 있던 내 몸이 부드러워지는 것을 느낄 수 있었습니다 그러다 시간이 지나면서 다시 무릎이 강직 되어 잘 구부러지지 않았습니다. 나는 또한 엄청난 땀을 흘리고 '연료가 부족하다'는 느낌이 들었습니다.

나는 더 오래 해독하기로 결정하고 훨씬 더 낮은 복용량으로 다시 시작해서 천천히 증가하기로 결정했고 내 복용량이 하루에 한 번 500 mg보다 훨씬 낮아야 된다는 것을 깨달았습니다. 1년이 넘게 걸렸지만 나는 내 몸이 잘못된 복용량에 반응하고 있다는 것을 알았으므로 단지 복용량만 조정했습니다.

결과 지금은 2년 넘게 같은 용량을 복용하고 있습니다. 나는 일주일에 1,000 mg 즉 하루에 200 mg을 월요일부터 금요일까지 복용하고 토요일과 일요일은 쉬고 습니다. 나는 휴식하는 날도 중요하다는 것을 알았습니다. 그렇지 않으면 다시 해독해야 합니다. 과다 복용하면 내부의 '혼란스러운 느낌'이 오고 B1이 필요하면 손가락이 구부러진 채로 굳어버리는 증상이 다시 나타납니다. 아주 미세한 복용량의 차이입니다.

나는 병 진단받기 수년전보다 지금 더 나은 컨디션을 가지고 있다고 말하고 싶습니다. 체중 증가로 인해 달리기가 불가능해지고 유연성이 저하되었습니다. 그러나 지금은 요가 수업을 듣고 요가와 의식 호흡을 통해 몸을 이완시킬 수 있습니다. 나는 일주일에 2-3 번 달리고 다시 수영을 배웠습니다. 내가 여기에 도착했을 때 오른쪽 팔이 너무 약해져서 앞쪽 크롤링을 위해 머리 위로 가져갈 수 없었습니다. 나는 2년 동안 거의 넘어지지 않았습니다 (마지막 넘어진 기억이 없습니다). 예쁘지는 않지만 다시 글 쓰기가 훨씬 쉬워졌습니다. 왼팔은 잘 조정되지 않는데 다행히도 내 오른팔은 일할 때 기능이 가능합니다. 부엌에서 춤도 출 수 있습니다. 나는 내 몸이 전보다 더 튼튼하게 느껴집니다.

내가 느린 것은 조심스럽기 때문일 수도 있습니다. 멀티 태스킹을 시도하면 잘못될 수 있으므로 정확하고 느린 경향이 있습니다. 내가 쇼핑할 때 지팡이를 사용하는 이유는 사람들이 내 앞을 막기도 하는데 그때 내가 너무 빨리 멈추면 균형을 잃을 수 있기 때문입니다. 그럴 때는 지팡이를 사용하면 망설이지 않고 밀어 넣을 수 있습니다. 나는 코스탄티니 의사의 지시에 따라 2019년 6월에 느린 방출 마도포르(Madopar)를 추가했으며 하루에 2정을 유지했습니다 - 내 신경은 하루에 3정을 복용하기를 원했고 시도했지만 용량이 너무 과해서 수면을 방해하고 땀, 메스꺼움 및 피로 증상이 왔습니다. 세 번째 태블렛은 문제없이 잘라낼 수 있었습니다. 내 처방전은 2년 반 동안 동일했으며 코스탄티니 의사는 B1이 약물을 낮게 유지하고 운동이상증을 멈추는 데 도움이 된다고 믿었고 나도 그렇게 되기를 기도합니다.

#17 애리조나의 Peggy는 다음과 같이 썼습니다...

나는 3년 동안 파킨슨병을 앓았습니다. 처음에는 레보도파로 시작했지만 약물이 주는 기분이 마음에 들지 않아 복용을 중단했습니다. 나는 대체 요법에 대한 연구를 하기로 결정했고 코스탄티니 의사의 웹 페이지를 발견했습니다. 나는 내가 읽은 것을 좋아했고 B1 요법을 시도하기로 결정했습니다. 나는 하루에 500 mg 캡슐 하나로 시작하다가 하루에 500 mg 캡슐 두 개로 늘려 아침, 저녁으로 한 캡슐씩 복용했습니다. 내가 경험한 가장 큰 이점은 과도한 피로가 없어진 것입니다. 최근에는 피로 증상이 악화되어 하루 2000 mg으로 복용량을 늘려 아침에 두 캡슐, 저녁에 두 캡슐을 복용하면 피로가 다시 사라집니다. 내가 복용하는 브랜드는 Vitacost B1 염산염 500 mg 캡슐입니다.

#18 미국의 Roy가 다음과 같이 썼습니다...

나는 2012년에 진단을 받았습니다. 4년 전부터 매일 4 g의 B1을 복용하기 시작했습니다. 그 이후로 긍정적인 개선은 서동증(느린 움직임)이 없고, 칼로 음식을 자를 수 있고, 단추 끼는데 어려움이 없으며, 전동 칫솔 없이도 양치질을 할 수 있고 그리고 힘이 더 강해졌습니다. 침대에 들락날락하고 돌아눕는 것이 더 쉬워졌습니다. 나는 더 이상 변비가 없습니다. 파킨슨병의 진행이 멈췄고 B1은 대부분의 운동 및 비운동 증상을 억제했습니다. 나는 이제 진단 후 9년차에 접어들고 있으며 B1을 시작한 이후로 신경과 전문의를 놀라게 할 정도로 한 번도 넘어지지 않았습니다.

#19 뉴질랜드의 MJ는 다음과 같이 썼습니다...

나는 2020년 7월에 파킨슨병 진단을 받았습니다. 내 증상은 아직 경미합니다. 주요 증상은 왼쪽 다리의 눈에 띄는 떨림, 보행 동결, 뻣뻣한 왼손 손가락, 피로감, 걸을 때 잘 흔들리지 않는 왼팔 그리고 뇌 안개입니다,

왼발에 근긴장 이상이 생기기 시작하고 발가락이 말리기 시작했기 때문에 2020년 12월에 B1을 일주일 동안 30 mg으로 복용하기 시작했고 그 다음 한 달 동안 500 mg으로 늘렸습니다. 그런 다음 4개월 동안 1500 mg, 한 달 동안 2 g, 그 다음 2.5 g을 복용했습니다. 진단 이후 왼쪽 다리의 떨림이 더 자주 발생했지만 큰 차이는 없어서 B1 용량이 너무 높기 때문일 수 있습니다. 뇌 안개 와 에너지 수준이 크게 향상되었습니다. 근긴장 이상은 2.5 g에서 개선되지 않아 일

주일 동안 중단했다가 1.5 g에서 다시 시작하고 마구 테인 (Magtein)도 복용하기 시작했습니다. 그런 다음 근긴장 이상이 해결되었습니다.

나는 지금까지 3 개월 동안 1.5 g을 복용하는데 나한테 맞는 복용량 인 것 같습니다. 내가 경험한 개선 사항은 에너지 수준과 브레인 포그 (brain fog)입니다. 나는 또한 더 이상 지속적인 근긴장 이상은 없습니다. 내 걸음걸이는 아직도 멈춰지는 경향이 있지만 크게 눈에 띌 정도는 아닙니다.

#20 캐나다의 Fabrice는 다음과 같이 썼습니다...

우리 엄마는 1년반 전에 파킨슨병 진단을 받았습니다. 초기 증상은 느린 동작, 왼쪽의 떨림, 왼쪽 다리 무감각, 우울증, 기억력 문제 등이었습니다. 우리는 처음에 Mucuna를 시도했지만 엄마는 그것을 소화할 수 없었습니다 (B12자가 면역 결핍과 관련된 심각한 위염을 앓고 있습니다). 엄마의 증상은 처음 6개월 동안 악화되었고 운동만이 도움이 되는 것 같았습니다. 엄마는 시네멧 (Sinemet)을 복용했고 의사들은 카르비도파(Carbidopa) 추가하기를 원했습니다. 아버지가 심한 파킨슨병을 앓고 계셨다는 점을 감안할 때(올해 초에 돌아가셨음), 엄마는 할 수만 있다면 약을 제한하거나 끊고 싶었고 때문에 시네멧(Sinemet)을 늘리고 카르비도파(Carbidopa)를 복용하는 것이 엄마가 하고 싶은 것이 아니었습니다. 비타민 B1 염산염은 엄마에게 게임 체인저였습니다. 우리는 250 mg에서 시작하여 증가시켰고(3-4일마다 두 배로 증가) 매번 증상을 관찰했습니다. 엄마는 하루에 1.75-2.25 g을 섭취하고 있다가 우리는 약 1.5 g

이 제일 효과가 있음을 알아차리기 시작했습니다. B1은 엄마의 에너지를 되찾아 주었고 증상 중 상당 수를 해결했습니다.

#21 미국 텍사스의 Padgett는 다음과 같이 썼습니다...

나는 37살 때 진단을 받았고 이제 43세입니다. 나에게 무엇이 잘못되었는지 알아내는 데 신경과의사 4분을 만나봤습니다. MRI가 계속 정상으로 돌아왔기 때문에 유전자 검사를 해야 했습니다. 나는 하루에 3번 1.5알 (레보도파)를 복용합니다.

나는 한 달 동안 비타민 B1을 500 mg으로 시작했는데 자꾸 돌려지는 손에 대한 약간의 차이를 알 수 있었습니다. 복용량을 1000 mg으로 올렸을 때 손이 많이 돌아가지 않았고 발이 바닥을 잡는 것을 멈췄습니다. 의사는 다른 약을 더 사용하라 했지만 나는 그렇게 하지 않았고 하루에 1500 mg으로 늘리니까 기분이 좋습니다. 우리 엄마도 심한 떨림이 있어서 한 달 동안 하루에 B1 500 mg을 드렸습니다. 그런 다음 1000 mg으로 올렸고 엄마는 더 이상 흔들리지 않습니다.

#22 미국 텍사스의 Joyce는 다음과 같이 썼습니다...

나는 2021년 9월 13일에 진단을 받았습니다. 증상은 느린 움직임, 보행 동결, 왼쪽 다리의 떨림, 우울증 그리고 불안이었습니다. 나의 감정은 고용량 티아민 치료를 시작하기 전에 이루 말할 수 없었습니다. 티아민을 경구 투여 시도 했지만 위장이 감당할 수 없었습니다. 운 좋게도 설하 형 태에 대한 Daphne의 게시물을 찾았습니다. 현재 나는 하 루에 두 번 100 mg 설하 형태(티아민 질산염)를 복용하고 있습니다. 불안과 우울증을 예방하는 데 도움이 됩니다. 그것은 나에게 에너지와 힘을 주고, 또한 내 두뇌를 날카 롭게 유지하고, 뇌 안개를 없애 줍니다.

#23 미국 켄터키의 Wanda는 다음과 같이 썼습니다...

나는 3년 반 전에 진단을 받았고 B1만 복용합니다. 약 6 개 월 전에 푸시 풀(push pull) 테스트, 메모리 검사 등을 받았 는데 결과는 괜찮게 나왔습니다. 왼쪽에 약간의 떨림 외에 는 다른 증상 없습니다. 나는 약 1 년 동안 B1 500 mg을 복 용해왔고 그 덕분에 처방약이 불필요 합니다.

#24 미국 위스콘신의 Keri는 다음과 같이 썼습니다...

파킨슨병을 앓고 있는 남편은 아침에 B1 500 mg을 막 시작 했습니다. 그는 5년 전에 파킨슨병 진단을 받았습니다. 지 금까지는 B1 효과가 좋습니다. 그의 떨림이 줄어들었고, 목소리는 더 강해졌으며, 더 많은 에너지를 가지고 있고, 더 빨리 움직이고, 더 이상 변비가 없습니다.

#25 스웨덴의 Ikka는 다음과 같이 썼습니다...

스웨덴 스톡홀름의 66세 남성이고 8년 전에 진단을 받았습니다. 현재 복용 중인 약은 마도포르(Madopar) 600 mg, 뮤쿠나(Mucuna) 200 mg 그리고 라사질린(Rasagiline) 1 mg입니다. 나는 이복용량을 줄일 수 있기를 바랍니다. 떨림은 없지만 약간의 이상 운동증이 있는데 이것이 레보도파 약물을 너무 많이 복용했기 때문인지 궁금합니다.

나는 하루에 1-2 grams의 B1 고용량 티아민 염산염을 2년 동안 복용했습니다. 이보다 더 높으면 나를 초조하고 불편하게 합니다. 그것이 나에게 어떤 증상 완화를 주었는지 말하기는 어렵습니다. 어쨌든 나에게 알맞은 복용량을 달성하려고 2년동안 노력했는데 결과에 만족하지 못했습니다. 그런 중에 설하 티아민 질산염에 대한 다프네의 정보를 읽었습니다. 나는 그것을 사서 지금 3일 동안 하루1개의 정제 (100 mg)를 복용합니다. 이런 말을 할 수 있는 게 놀랍지만 2년동안 경구 티아민 염산 염에서 얻은 것보다 이미 더 긍정적인 효과를 느낄 수 있습니다. 그리고 나는 이것이 상상이나 위약이라고 생각하지 않습니다. 나는 지금 훨씬 더 많은 에너지를 가지고 있고 내 몸이 훨씬 더 정상적인 느낌이 듭니다. 나는 "모든 시스템이 제대로 작용하는 것" 같이 느껴지며 앞으로 몇 주가 매우 흥미로울 것처럼 보입니다.

#26 덴마크의 Rick은 다음과 같이 썼습니다...

나는 2012년에 진단을 받았고 하루에 3 x 100/25 레보도파 약물을 복용합니다. 나는 지난 부활절 이후로 B1 티아민 염산염을 하루 500 mg에서 천천히 늘려 현재는 3 g으로 늘였습니다. 결과는 다양했지만 신경과 전문의는 떨림은 별 차이가 없으나 내 움직임이 크게 개선되었다고 생각합니다.

#27 Gail는 다음과 같이 썼습니다...

Jay는 2021년 12월 29일 69세에 (70세가 되기 한 달도 안 남았을 때) 병진단을 받았습니다. 그의 몸무게는 약 156파운드(큰 남자는 아님)였습니다.

처음 몇 달 동안의 내 노트는 그다지 잘 정리되지 않아서 미안합니다. 이것이 나의 첫 번째 기록입니다: 2-15-2021 고용량 B1 티아민 요법을 아침에 1000 mg 과 점심에 500 mg으로 시작했습니다. 그는 불안감이 크게 증가했고 왼쪽 다리와 발이 떨렸습니다.

우리는 2주 동안 B1 복용을 휴식했습니다. 우리는 더 낮은 용량으로 다시 시작했습니다. 여기서부터 상황이 불확실해서 유감입니다. 우리가 하루에 두 번 500 mg 티아민 염산염 저용량을 시도한 다음 좀더 줄인 것으로 알고 있습니다. (나는 정확한 기록을 남기지 않았음.)

Jay는 더 낮은 용량으로 다시 시작하기 전에 5일에서 2주 동안 휴식을 취했습니다.

3월 달에 우리는 Jay에게 B1 티아민 질산염을 주었고 정말 좋은 결과를 얻었습니다. 그러나 2021년 4월 14일에 나는 티아민 질산염이 선호하는 B1 티아민 유형이 아니란 것을 알고 실수하고 싶지 않았기 때문에 중단했습니다.

2021년 4월 17일에는 아침 25 mg과 점심에 25 mg의 새로운 브랜드 B1 티아민으로 시작했어요. 우리는 저용량에서도 그의 불안과 떨림이 크게 증가했기 때문에 이것도 중단했습니다.

2021년 5월 5일 Jay는 BariMelts B1 티아민 12.5 mg을 하루 두 번 시작했습니다.

5월 8일 우리는 Jay에게 일주일에 5일 2알(총 25 mg)과 일주일에 2일 1알(12.5 mg)을 주기로 결정했습니다. 이것도 역시 너무 많은 불안과 떨림이 있어 효과가 없었습니다. 그 달의 나머지 대부분, 우리는 B1을 복용했다 말다 했고 정확한 복용량과 빈도를 찾으려고 노력한 끝에 월요일, 수요일, 금요일은 12.5 mg, 화요일과 목요일은 25 mg 그리고 주말은 쉬는 걸로 결정했어요. 그리고 6월 한 달 내내 이것을 계속했습니다. 어느 시점에서 우리는 또한 설하 B1 티아민을 시도했지만 그것은 그에게 너무 강했습니다.

2021년 7월 13일 Jay는 B1 티아민 질산염 25 mg을 하루에 두 번 다시 시작했습니다. 7월 14일의 노트에는 "우리는 산책과 아침 식사 할때 많이 웃었습니다. 아침 산책을 할 때 기분이 정말 좋다고 하더군요." 라고 쓰였습니다.

마침내 7월달에 그에게 알맞은 유형의 B1과 복용량을 알아냈어요.

티아민 질산염에 대해 상충되는 생각이 있었습니다. 코스탄티니 의사가 환자들에게 투여한 정확한 유형의 B1은 아니지만 이것을 사용하지 않은 이유가 정말로 있었습니까? 모르겠어요. 나는 이 모든 것을 해결하는 데 도움을 준 healthunlocked 포럼에서 지식이 풍부한 사람들과 이야기 했습니다. 나는 B1 티아민 질산염이 수용성이고 다른 곳에서는 그렇지 않다고 읽었습니다. 나는 일정 양을 초과해서는 안 된다는 것도 읽었습니다. 나는 이것이 Jay한테 맞는 B1의 형태이고 제한된 복용량이 있다면 그는 그 한도 안에 있습니다.

우리의 B1 티아민 질산염을 복용하는 일정은 아침과 점심 식사 할때 각 25 mg씩이며 일주일에 하루는 쉽니다. 때때로 정신없이 바쁜 날에도 복용량을 건너 뜁니다. 25 mg의 양은 각 알약 (100 mg)을 4등분으로 나누었기 때문에 대략적인 양이지만 효과가 있습니다!!!

또 한가지는 Jay의 정확한 복용량에 도달하는 데 5개월이 걸린 이유는 그가 너무 최근에 진단을 받았고 그다지 큰 사람이 아니었기 때문이라고 생각합니다.

누구든지 이 B1 티아민 질산염을 사용해 보고 싶다면 스스로 조사해보고 자신에게 적합한지 확인하십시오.

#28 스위스의 Jerome는 다음과 같이 썼습니다...

인터넷에서 요법을 발견한 후 파킨슨 증상이 악화되어 (변비, 삼키기 어려움, 발 뒤섞임, 피로감 등) 시도해보기로 결정했습니다. 그래서 나는 2021년 6월에 미국에서 티아민 분말(Prescribed for Life)을 처방하기 시작했습니다. 나는 전통적인 약 (Requip)에 만족하지 않았기 때문에 제품을 사용하는 데 정말 열중했습니다. 소량을 사서 테라피를 시작했습니다. 치료 첫 2 주 동안 나는 이른 아침에 500 mg을 복용했고, 2 주 후에는 한달동안 아침 식사 전과 점심 식사 후에 500 mg을 2회 복용했습니다. 나는 작은 변화를 느꼈지만 특별한 것은 없었기에 테라피를 계속 했습니다. 그리고 한 달 동안 다시 총 1500 mg으로 복용량을 늘렸고 그후 4주 동안 2회 복용량으로 하루 2000 mg으로 늘렸습니다. 이 단계에서 나는 상태가 좋지 않았고 무엇을 해야 할지 몰랐습니다. 그것에 대해 고민한 끝에, 나는 일주일 동안 복용을 멈추고 1000 mg으로 다시 시작했습니다. 나는 단순히 이전 복용량을 절반으로 줄였습니다. 10월 말이 되자 갑자기 활력이 넘쳤습니다. 느려짐 없이 다시 정상적으로 움직일 수 있게 되었고, 삼킬 수 있게 되었으며, 왼손의 손가락도 움직일 수 있게 되었고, 균형도 훨씬 좋아졌습니다. 나는 매우 행복했습니다. 그런 다음 몇 주 후, 변화가 필요했기 때문에 B1 설하를 시도하기로 결정했습니다. 나는 11 월에 시작하여 12 월까지 하루에 100 mg의 1 정을 먹었지만 최근에는 불안하고 걷기가 힘들어져서 나아지기를 기대하면서 설하 정제 100 mg 2 정으로 증량하여 복용하고 있습니다. 이것이 해결책인지 모르겠습니다? 나 좀 도 와주세요.

저자의 메모: 나는 제롬에게 하루에 한 알로 증상이 악화 되는 것은 아마도 과다 복용 징후일 것이며 복용량을 늘리 는 대신 일주일에 6-5정으로 줄여야 한다고 제안했습니 다. 그는 자신의 시스템에서 B1 과다 복용 증상을 제거하 기 위해 먼저 휴식을 취해야 합니다.

#29 미국의 Anne이 다음과 같이 썼습니다...

몇 달 전, 나는 티아민 염산염 보충제를 복용하기 시작했습 니다. 나는 하루에 500 mg으로 시작했고 6주 후에는 하루에 1000 mg으로 올렸습니다. 그리고 또 6주 후 지금은 하루에 1500 mg을 복용하고 있습니다. 오늘 나는 연례 신경과 방문 을 받았고 의사는 작년 방문보다 점수가 향상되었다고 말 했습니다. 나는 피로감과 불안감이 크게 줄었어요. 또한 말 도 많이 하고 생기가 돌고 좀 많이 웃는 편입니다. 떨림이 줄 어들고 근육 긴장감도 줄어 피아노도 더 잘 치게 됐습니다.

#30 영국의 애쉬/호주의 엄마가 다음과 같이 썼습니다...

나는 영국에 살고 엄마는 호주에 살고 있습니다. 코로나로 인해 2019년 10월 이후로 아직 집을 방문할 수 없었기 때 문에 모든 관찰은 매일 전화 통화를 기반으로 합니다. 엄 마는 2021년 초 불안증이라는 오진 된 미스터리한 질병으

로 고생하다 1년 만에 진단을 받았습니다. "파킨슨병"이라
고 진단이 나와서 우리는 답을 찾기 시작할 수 있었습니
다.

나는 B1에 대해 들었고 Costantini 의사의 비디오를 보았고
내가 배우고 있는 것에 대해 엄마와 이야기하기 시작했습
니다. 엄마는 고맙게도 B1 염산염 250 mg을 복용하기로 동
의했으며 시간이 지남에 따라 한 단계에서 1000 mg으로
증가했습니다. 우리는 복용량을 700mg과 800mg으로도 시
도해 보았는데 지금은 500 mg에 정착했습니다. 이 복용량
은 엄마의 피로가 감소하고 더 많은 에너지와 내부 떨림이
거의 없다고 느끼는 곳입니다.

엄마의 증상은 왼손이나 팔을 자르고 싶은 강렬한 느낌과
심한 피로감이 있었습니다. 엄마는 누워서 이완 운동을 하
면 도움이 되지만 일종의 정상으로 돌아가는 데 45 분이
걸립니다. 이제는 B1덕분으로 엄마는 내부 떨림을 거의
느끼지 않으며 팔을 제거하고 싶은 마음도 없어졌습니다.
또, 더이상 피로함을 느끼지 않으며 활동적인 예전의 삶으
로 돌아왔습니다. 이것은 엄청난 변화입니다.

5. 결론

고용량 티아민은 엄청난 이점을 제공하는 치료법입니다. 발표된 연구와 많은 일화 보고서에서 알 수 있듯이 파킨슨병 증상이 많은 사람들에게 70%까지 개선되었으며 진행을 중단시키지는 못하더라도 최소한 늦출 수 있습니다. 또한 파킨슨병의 어떤 단계에 도달했든 상관없이 증상을 개선합니다. 저렴하고 (내 태블릿 값은 연간 8 파운드입니다) 다양한 형태로 쉽게 구할 수 있으며 사용하기에 안전합니다.

그러나 치료에는 약간의 어려움이 있는 한 가지 측면이 있습니다. 용량이 너무 적으면 개선되지 않지만, 용량이 너무 높으면 일시적으로 증상이 악화될 수 있습니다. 3장에서는 프로토콜을 채택하는 방법과 특히 과다 복용 징후를 인식하는 방법에 대해 가능한 한 명확하고 자세하게 설명했지만 개인적인 경험을 통해 느낀 것처럼 자신의 용량을 증가 또는 감소해야 하는지에 대한 올바른 결정을 하기 어렵다는 것을 알고 있습니다. 향후 연구를 통해 적절한 투입량을 결정하는 데 도움이 되는 측면을 발견할 수 있기 바랍니다.

현재 많은 파킨슨병 환자는 치료 경험이 있는 의료 전문가를 찾는 것이 거의 불가능하거나 어렵기 때문에 스스로 고용량 티아민을 시도하고 있습니다. 의학계에서 받아들여지는 새로운 치료법을 가지려면 가설을 뒷받침하는 엄격한 이중 맹검 위약 대조 다중 기반 연구가 필요합니다. 티아민과 파킨슨병에 대한 유용한 연구를 수행한 이탈리아 팀은 그러한 연구를 계획했지만 지금까지 이를 수행하는 데 필요한 자금을 확보하는 데 실패했습니다. 이 기금을 찾고 신경과 전문의, 의사 및 파킨슨병 간호사가 이 치료법을 숙지해야 한다는 긴박감이 있습니다. 당신이 이 책을 읽는 동안 많은 사람들이 파킨슨병 진단을 받았을 것이고, 평생 동안 그 병을 앓게 될 것이며, 그 원인을 치료하거나 그 병의 진행을 늦출 수 있는 약도 없을 것입니다. 보조 요법으로 고용량 티아민은 그러한 사람들의 삶을 더 쉽게 만들어 줄 수 있는 많은 것을 제공합니다. 우리는 약물 관리가 치료법을 승인하고 신뢰할 수 있는 의료 채널이 적절한 치료법 사용을 감독할 수 있도록 연구에 자금을 지원해야 합니다.

이러한 연구 프로젝트의 자금 지원을 원하신다면 GoFundMe로 가십시오.

부록

B1 사용 시 증상 개선

파킨슨병 포럼 "파킨슨병 치료"의 회원들은 B₁ 요법을 사용하고 있는그들이 발견한 개선 사항을 나열하도록 요청받았습니다. 다음은 언급된 증상 개선 사항 중 일부이며 증상별로 모아 정리하였습니다.

비 운동 증상

기분

불안이 감소되거나 제거됨

우울증 감소 또는 제거

미래에 대한 희망 향상

좌절감이 많이 줄어듦

기분이 좋아지고 기분 변화가 줄어듦

사회화 의지가 돌아옴

절망이 역전됨

무관심 감소 또는 제거

인지 능력

브레인 포그/초점/선명도 최대 100%까지 개선되었음

집중력이 향상됨

향상된 기억력

잃어버린 창의력 되찾음

후각

맛과 냄새를 맡는 능력 회복

수면

수면의 길이와 질 향상됨

신체 기능

장 문제 개선

요실금 및 절박뇨가 100%까지 낮아짐

변비 감소하거나 제거됨

피로함

피로 감소, 에너지 수준 증가, 지구력 향상

퇴근 후 집에 가서 잠자리에 드는 대신 다른 것을 할 수 있음

힘든 운동과 유산소 운동에서 더 빠른 회복됨

통증

목, 등, 팔, 다리, 발 등 모든 부위의 통증이 감소하거나 제거되었음

운동 증상

걸음걸이

걸음걸이 개선, 팔 스윙이 돌아옴, 셔플링 감소

보행기나 지팡이 불필요

더 먼 거리를 갈 수 있는 안정성과 능력으로 보행 속도가 빨라짐

다리의 근력 향상

발과 다리의 끌림 감소

걸을 수 없는 상태에서 걸을 수 있는 상태로 호전가능

구부정한 자세 개선

자세 불안정

균형과 안정성 향상됨

뒤에서 앞으로 미는테스트에 반응할수있어짐

더 이상 균형을 유지하기 위해 물건을 붙잡을 필요가 없어 짐

손

필기/타이핑/마우스 사용 속도 증가

손을 사용하여 이전에는 불가능했던 일을 수행함

한 번 더 쉽게 손가락을 튕길 수 있어 짐

박수 가능

손 강도 개선

일반적인 움직임

서동운동증/슬로우 모션 감소 또는 제거

더 유동적인 움직임

침대에서 더 쉽게 돌아누울수 있음

더 쉽게 침대에 들락날락할 수 있음

도움 없이 쉽게 앉은 자세에서 일어날 수 있음

계단을 다시 정상적으로 사용할 수 있음

동결 감소 또는 제거

유연성 향상

향상된 조정력

강직성

뻣뻣함 감소

다시 눈까지 미소를 지을 수 있는 능력

가면을 쓴 것 같은 얼굴 정규화

더 쉽게 운동할 수 있는 능력

근긴장 이상 감소 또는 제거

발가락 컬링 감소

떨림

손, 팔, 다리, 손가락, 발가락, 발, 머리, 입, 턱의 떨림이 감소나 제거

경련 감소 또는 제거

운동 이상증 감소 또는 제거

목소리와 삼키기

향상된 음성 볼륨, 투사 및 선명도

삼키는 능력과 자신감 향상

침 흘림이 감소하거나 제거

기타

환각 감소 또는 제거

근육 경련 감소

일반개선

질병 진행의 현저한 둔화 또는 정지

'약 효과 있는 시간'은 증가, '약 효과 없는 시간'은 감소됨

원래 진단을 받았을 때보다 상태가 더 좋아졌음

억지로 퇴직하는 대신 계속 일할 수 있음

염증 감소

웰빙의 일반적인 느낌

파킨슨병 복용량 감소

건강과 능력이 떨어지기보다는 미래를 기대할 수 있는 것처럼 느껴 짐

자신이 파킨슨병에 걸렸다는 사실을 때때로 잊어버림

참조

Bager P, Hvas C L, Rud C L, Dahleerup J F. (2021)

Randomised clinical trial: high-dose oral thiamine versus placebo for chronic fatigue in patients with quiescent inflammatory bowel disease. Aliment Pharmacol Ther 2021,53(1); 79-86. Doi; 10.1111 /apt.16166

Baker H, Frank O, Jaslow S P. (1980) Oral versus intramuscular vitamin supplementation for hypovitaminosis in the elderly. J Am Geriatr Soc 28 (1); 42-45

Baum R A, Iber F L. (1984) Thiamine – the interaction of aging, alcoholism, and malabsorption in various populations. World Rev Nutr Diet, 44;85-116

Brandis K A, Homes I F, England S J, Sharm N, Kukreja L, DebBurman S K. (2006) Alpha-synuclein fission yeast model: concentration-dependent aggregation without plasma membrane localization or toxicity. J Mol Neurosci 2006;28;179-191

Costantini A, Pala M I, Compagnoni L, Colangeli M. (2013) Case report: High-dose thiamine as initial treatment for Parkinson's disease. BMJ Case Reports. Published online Aug 28, 2013. Doi 10. 1136/bcr-2013-009289

Costantini A, Pala M I, Colangeli M, Savelli S, (2013 A). Thiamine and spinocerebellar ataxia type 2. BMJ Case reports. Doi.org/10.1136/bcr-2012-007302

Costantini A, Giorgi R, D'Agostino S, Pala M I, (2013 B). High Dose Thiamine improves the symptoms of Friedreich's ataxia, BMJ Case Reports doi.org//10.1136/bcr-2013-009424

Costantini A, Nappo A, Pala M I, Zapppone A, (2013 C). High Dose Thiamine improves fatigue in multiple sclerosis. BMJ Case Rep. 2013:bcr2013009144. Doi: 10/1136-2013-009144

Costantini A, Pala M I. (2013 D). Thiamine and fatigue in inflammatory bowel diseases. An open-label pilot study. Journal of Alternative and Complementary Medicine, vol 19 no 8 pp 704-708

Costantini A, Pala M I, Tundo S, Matteucci P. (2013 E) High Dose Thiamine improves the symptoms of fibromyalgia. BMJ Case Rep. Doi:10.1136/bcr-2013-009019

Costantini A, Pala M I, Catalano M L, Notarangelo C, Careddu P. (2014 A) High Dose Thiamine improves fatigue after stroke: a report of three cases. Journal of alternative and complementary medicine vol 20, no 9, pp 683-685.

Costantini A, Pala M I. (2014 B) Thiamine and Hashimoto's thyroiditis. A report of three cases. Journal of alterative and complementary medicine vol 20, no 3, pp 208-211

Costantini A, Pala M I, Grossi E, Mondonico S, Cardelli L E, Jenner C, Proietti S, Colangeli M, Fancellu R. (2015) Long-term treatment with High Dose Thiamine in Parkinson's Disease: An open-label pilot study. The Journal of Alternative and Complementary Medicine. Vol 21. Number 1222, 2015, pp 740-747 Doi. 10.1089/acm.2014.0353

Costantini A, Trevi E, Pala M I, Fancellu R. (2016 A) Thiamine and dystonia 16, BMJ case reports, 2016;bcr-2016-216721 doi: 10.1136/bcr-2016-216721

Costantini A, Trevi E, Pala M I, Fancellu R. (2016 B). Can long-term thiamine treatment improve the clinical outcomes of myotonic dystrophy type 1? Neural Regeneration Research, vol 11, no 9, pp 1487-1491

Costantini A, Laureti T, Pala M I, Colangeli M, Cavalieri S, Pozzi E, Brusco A, Salvarani S, Serrati C, Fancellu R. (2016 C). Long-term treatment with thiamine as possible medical therapy for Friedreich ataxia. J Neurol 263 no 11:pp 2170-2178

Costantini A, Tiberi M, Zarletti G, Pala M I, Trevi E. (2018 A) Oral High Dose Thiamine improves the symptoms of chronic cluster headache. Case reports in Neurological Medicine Article ID 3901619 doi.org/10.1155/2018/3901619

Costantini A. (2018 B). High Dose Thiamine and essential tremor. BMJ Case Reports vol 2018;bcr2017223945. Doi 10.1136/bcr-2017-223945

Goedert M (2011). Alpha-synuclein and neurodegenerative diseases. Nat Rev Neurosci 2(7);492-501. Doi.10.1038/35081564

Gold M, Hauser R A, Chen M F. (1998). Plasma thiamine deficiency associated with Alzeimer's disease but not Parkinson's disease. Metab Brain Dis. 13;43-53-

Jhala S S, Hazell A S. (2011) Modelling neurodegenerative disease pathophysiology in thiamine deficiency: consequences of impaired oxidative metabolism. Neurochem Int 2011;2013,248-260

Jimenez-Jimenez F J, Molina J A, Hermanz A et al. (1999) Cerebrospinal fluid levels of thiamine in patients with Parkinson's disease. Neuosci Lett 271;33-36

Kordower J H, Olanow C W, Dodiya H B, Chu Y, Beach T G, Alder C H, Halliday G M, Bartus R T, (2013) Disease duration and the integrity of the nigrostriatal system in Parkinson's disease. Brain Volume 136 Issue 8, 2419-2431.//doi.org/10.1093/brain/awt192

Lonsdale D (2006) A review of the biochemistry, metabolism and clinical benefits of thiamine and its derivatives. eCAM 2006,3(1)49-59. Doi:10.1093/ecam/nek009

Lonsdale D (2021) www.hormonesmatter.com/high-dose-thiamine-parkinsons-disease/

Lu'o'ng Kv, Nguyen L T. (2012) thiamine and Parkinson's disease. J neurol Sci 316;1-8

Lu'o'ng Kv, Nguyen L T. (2012) The beneficial role of thiamine in Parkinson Disease: preliminary report. J Neurol Res 2:211-214

Lu'o'ng Kv, Nguyen L T. (2013) The beneficial role of thiamine in Parkinson Disease. CNS Neurosci Ther 19(7); 461-468. Doi:10.1111/cns.12078

Meador K, Loring D, Nichols M, Zamrini E, Rivner M, Posas H, Thompson E, Moore E. (1993). Preliminary findings of High Dose Thiamine in dementia of Alzeimer's type. J Geriatr Psychiatry Neurol. Oct-Dec;6(4);222-229 doi;10.1177/089198879300600408.

Merkin-Zaborsky H, Ifergane G, Frisher S, Valdman S, Herishanu Y, Wirguin I. (2001) Thiamine-responsive acute neurological disorders in nonalcoholic patients. Eur Neurol 45;34-37.

Mizuno Y, Matuda S, Yoshino H et al (1994). An immunohistochemical study on alpha-ketoglutarate dehydrogenase complex in Parkinson's disease. Ann Neurol 35:204-210

Onodera K, (1987). Effects of decarboxylase inhibitors on muricidal suppression by L-dopa in thiamine deficient rats. Arch Int Pharmacodyn Ther 285;263-276

Parkinson J. (1871) An essay on the shaking palsy. J Neuropsychiatry Clin Neuroscience 2002, 14:223-236. Discussion 2.

Pfeiffer R F. (2003) Gastrointestinal dysfunction in Parkinson's disease. Lancet Neurol 2 (2);107-116

Poewe W, Antonini A, Zijlmans J C, Burkhard P R, Vingerhoets F. (2010). Levadopa in the treatment of Parkinson's disease: an old drug is still going strong. Clin Interv Aging, Sept 7;5:229-238.//doi:10.2147/cia.s6456.

Sjoquist B, Johnson H A, Neri A, Linden S. (1988) The influence of thiamine deficiency and ethanol on rat brain catecholamines. Drug Alcohol Depend 22;167-193.

Smithline H A, Donnino M, Greenblatt D J, (2012) Pharmacokinetics of high dose oral thiamine hydrochloride in healthy subjects. BMC Clin Pharmacol 2012;12:4

약어

HCL - 염산염

HDT - 고용량 티아민

FSS - 피로 심각도 척도

PD – 파킨슨병

UPDRS - 통합 파킨슨병 등급 척도

유용한 웹 사이트 및 주소

안토니오 코스탄티니 의사의 연구 공식 사이트-

https://highdosethiamine.org/

통합 파킨슨병 평가 척도-

https://www.movementdisorders.org/MDS-Files1/PDFs/
Rating-Scales/MDS-UPDRS_English_FINAL.pdf

https://www.mdapp.co/unified-parkinson-s-disease-rating-scale-
updrs-calculator-523/

설하 B1 구매 –

https://www.pureformulas.com/product/no-shot-b-1-100-mg-
by-superior-source/1000049989

고펀드미 –

https://www.gofundme.com/f/high-dose-thiamine-protocol

티아민 주사제 구할 수 있는 곳 –

homoempatia.eu Versandapotheke

Die Kosmos Apotheke Reform Inhaber Sükrü Aydogan e.Kfm.

Reinhard-Mannesmann-Weg 3

39116 Magdeburg

Fax: +4939172767729

E-Mail :service@homoempatia.eu

승인

지난 6개월 동안 나를 거의 보지 못했고 나를 위해 친절하게 책을 교정해 준 남편 데이비드에게 먼저 감사드립니다.

또한 이 프로젝트를 지원하고 필요할 때 정보를 제공한 코스탄티니 의사의 가까운 동료인 마르코 콜란젤리 와 로베르토 판첼루 의사에게도 감사드립니다. 그들은 내가 쓴 정보와 내가 준 조언이 코스탄티니 의사의 진료와 일치하는지 확인할 만큼 친절했습니다. 책의 서문을 써준 마르코에게 감사드립니다.

나는 또한 한국어판을 위해 책을 번역한 제니 조 에게 고마움을 전합니다.

파킨슨병에 대한 B₁의 성공적인 사용에 대한 추가 정보를 추가하기 위해 자신의 이야기를 제공한 많은 B₁ 사용자에게 감사드립니다.

마지막으로, 출판을 위해 제 원고를 준비하는 데 지칠 줄 모르고 일한 Ex Libris Digital Press의 Duncan Swindells에게 감사드립니다.

저자

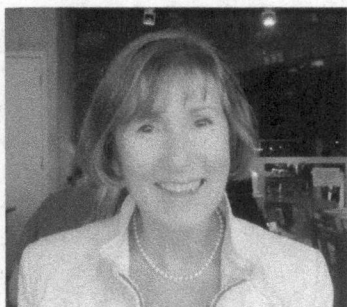

다프네 브라이언은 1948년 햄프셔에서 태어났습니다. 그녀는 음악 대학에서 피아노와 성악을 공부했으며 평생 가르쳤습니다. 50대에 그녀는 셰필드 대학교에서 음악 심리학 석사와 박사 학위를 받았습니다. 2010년에 그녀는 파킨슨병 진단을 받았고 그 이후로 건강을 유지하는 방법을 연구했습니다. 그녀의 첫 번째 책은 음악이 파킨슨 병의 증상을 어떻게 도울 수 있는지 조사했습니다. 이 두 번째 책은 그녀가 완전하고 활동적인 삶을 계속 살 수 있게 해준 치료법에 대해 논의합니다. 그녀는 현재 스코틀랜드 스털링셔의 트로삭스 근처 마을에서 남편과 두 마리의 닭 위니 (Winnie)와 푸(Pooh)와 함께 살고 있습니다.

파킨슨 병에 관한 약으로 서의 음악

다프네의 첫 번째 책은 2020년에 출판되었으며 현재 아마존에서 구할 수 있으며 거의 만장일치로 별 다섯 개 리뷰를 받고 있습니다.

"이 책은 잘 연구되고 잘 구성된 책으로 읽기 쉽고 매우 유익합니다."

www.ingramcontent.com/pod-product-compliance
Lightning Source LLC
Chambersburg PA
CBHW011846200326
41597CB00028B/4719